新安孤本醫籍叢刊

第一輯

王鵬／主編

2019年度國家古籍整理出版專項經費資助項目

傷寒從新 陸

〔清〕王潤基／撰
王鵬／提要

北京科学技术出版社

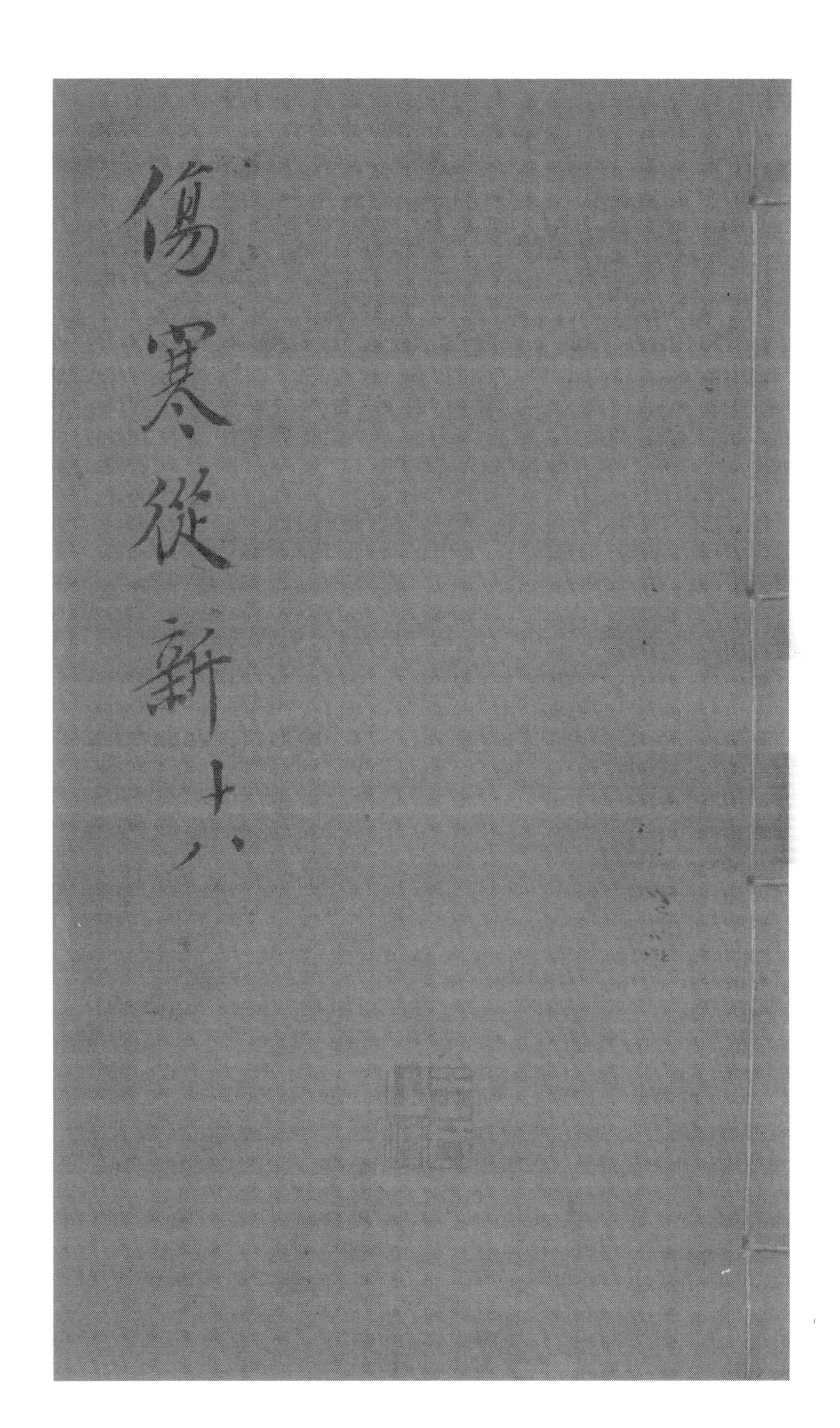
傷寒從新十六

傷寒從新卷十四目錄

新安王濬　少峰述
受業張謙　子菴校

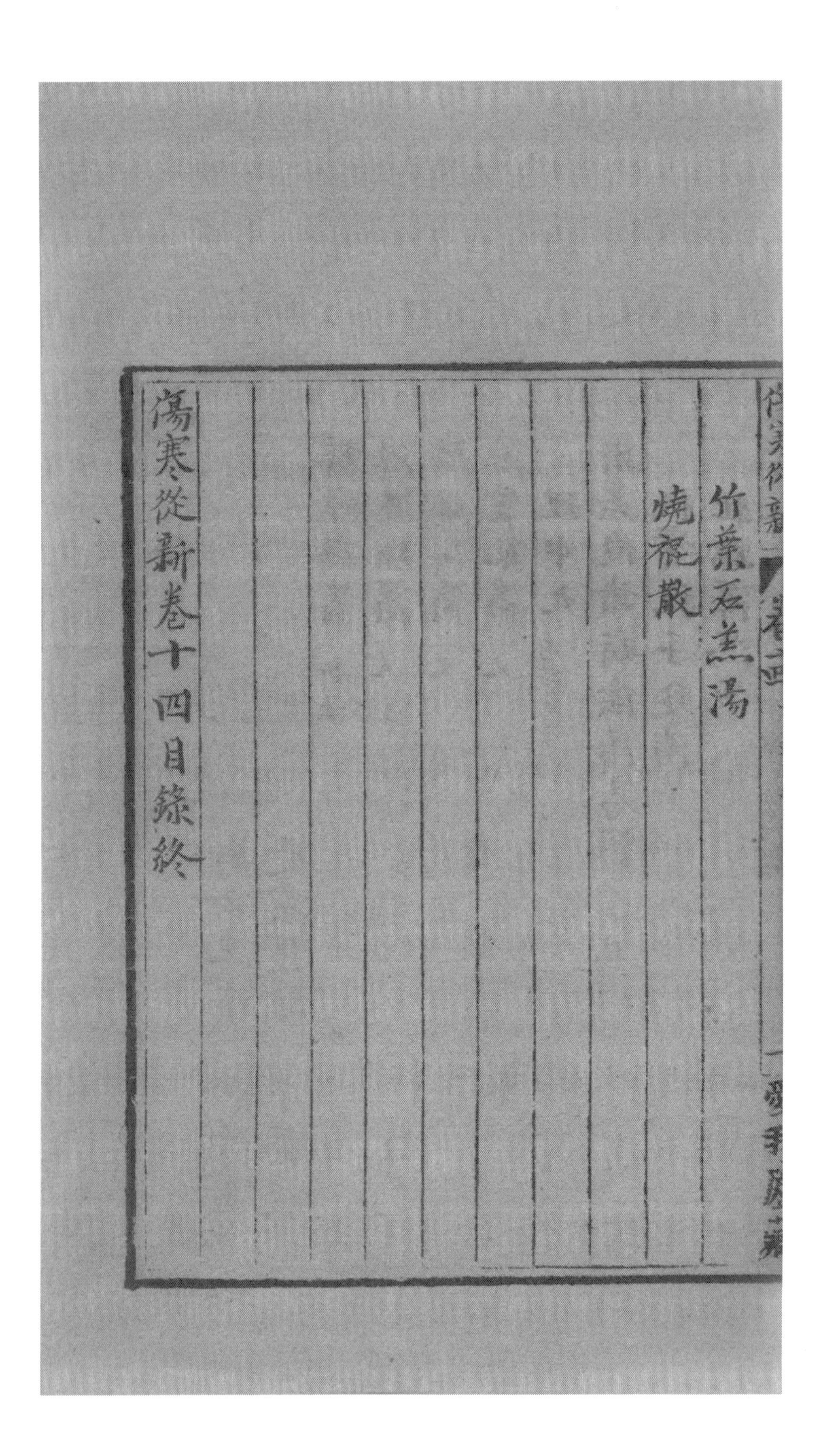

傷寒從新卷十四目錄終

傷寒從新卷十四

漢張機原文　　甯蒼溪王少峰輯學

受業　張子菴校字

△辨痓病篇大意并新法

經云諸痓項强皆屬於濕又云諸暴强直皆屬於風論曰太陽病發汗太多因成痓夫六氣皆足以成痓不專在濕也六經皆有痓證亦不專在太陽一經也蓋身以後屬太陽凡頭項急强項背几几脊强反張腰似折髀不可以曲膕如結皆太陽痓也身以前屬陽明頭面動搖口噤齒齘缺盆紐痛脚攣急皆陽明

痓也身之側屬少陽口眼喎斜手足牽引兩脇拘急半身不遂皆少陽痓也至若腹内拘急因吐利後而四肢攣急者未嘗非太陰痓也惡寒踡卧尻以代踵脊以代頭俯而不能仰者未嘗非少陰痓也睾丸上升宗筋下注少腹裡急陰中拘攣膝脛拘急者未嘗非厥陰痓也大抵痓以状名而痓因筋急故凡六陰筋病皆得以痓稱之其因於風寒者必發熱惡寒而無汗其脉浮緊其状身强直而口噤即經所云諸病强直皆屬於風者也其勢勁急故名曰剛痓其因風濕者發熱汗出不

惡寒其脉浮緩其狀項强几几而身不强直即經所云諸痙項强皆屬於濕者也其勢濡弱故名曰柔痙若夫因誤汗亡陽津竭無以養筋而發痙者即本論所云太陽病發汗太多而成痙又非因濕因風而却因燥者也蓋痙之非本非正病多雜以他病之中如婦人之脫血跌撲之破傷俱能致痙今見患此者悉指為風殊非確論學者當於證中審察風寒濕燥內外虛實之因分別施治庶不致悞慎勿概指為風也又曰風濕寒之邪合而為痙其證則背反張搖頭口噤項强拘急轉側

痙雖身熱足寒面目赤色也須審剛柔治之可痊也風濕盛者則有汗為柔痙風寒盛者則無汗為剛痙均以小續命湯主之剛痙去附子柔痙去麻黄表實去參附加羌獨二活裡實者去參附加硝黄甚者則以葛根湯桂枝加葛根湯發之此治痙之大略也

喻昌曰仲景以痙病濕病暍病共為太陽經外感之候合而名篇蓋痙為熱病之最惡者而要皆屬濕熱之所釀正從三氣交動中會其微旨也然三氣雜病固可枚舉但有一端為時令所乘以求確然之治如當風冒濕飲

醇咬煿精津素虧熱毒内蘊濕邪久畜之餘發為癰瘍瘧痢黄疸腫滿消渴痿厥之病如此金匱論痓病於風木主事之時早已申不可汗下之戒云夫風病下之則痓發汗必拘急見風與熱合而生病風則内應肝而主筋熱則内應心而主脉妄下損陰則筋失養而成痓妄汗損陽則脉失養而拘急矣至濕暍所釀之痓其不可汗下之意則為少變雖特陽氣在外既廢以發汗為戒及過發汗之剛痓又不得不用葛根湯取其微汗至於下法全不示戒且云可與大承氣湯其意甚微見

身内之陰為外熱所耗容有不得不下之證但十中不得一二終非可訓之定法也夫痓者强也内經謂諸痓項强皆屬於濕千金推廣其義謂太陽中風重感寒濕則變痓也又如小兒之體脆神怯不耐外感壯熱多成痓病後世妄以驚風立名有四證生八候之邪說實則指痓病之頭摇手勁者為驚風之搐搦指痓病之卒口噤脚攣急者為驚風之抽掣指痓病之背反張者為驚風之角弓反張幼科宗之病家信之不治外淫之邪反投金石腦射之藥至死不悟也又婦人新產血舍

空竅外風襲入而成痓病仲景之所明言不肖者不顧悖聖動稱産後驚風妄投湯藥亦千中千死而不悟也

徐大椿曰金匱治剛痓用葛根湯大承氣湯柔痓用瓜蔞桂枝湯即桂枝湯加瓜蔞根

内經拾遺曰夫痓者身体强直口噤如癇發狀感風而成名曰風痓其身反折而不能伸即角弓反張是也此乃足太陽膀胱經受病耳巢氏病源曰診其脉策策如弦直上下者風痓脉也○用舉卿古拜散即荆芥末調酒服其效如神或加當歸等分入酒水同煎灌

下即醒。王拟此法治新產後冒風致痙用之尤良

章楠曰：痙者，風寒濕熱之邪雜合傷筋而成者也。蓋人身十二經皆有筋相連系，義詳《靈樞・經筋篇》。但經絡內根臓府，外通榮衛，是表裡之經路。筋則隨經之部，布於肉裡，聯綴支節而近於骨，故肝主筋，腎主骨也。以其强勁而有項强、口噤、角弓反張之狀，故名痙病。然其內傷外感之殊，而外感六氣之邪成痙，其病因治法又各有不同。今仲景專明外感風寒濕邪之證也，與溫暑等邪成痙者治法各異。若內傷肉血液枯涸，肝風熾盛而痙者多

兼厥也不兼厥猶可治兼厥者難治也

薛生白曰或問仲景治痓原有桂枝加栝蔞根及葛根湯兩方豈宜於古而不宜於今耶今之痓者與厥相連仲景不言及厥豈金匱有遺文耶余曰非也藥因病用病源既異治法自殊傷寒之痓自外來證屬太陽治以散外邪為主溫熱之痓自内出波及太陽治以息内風為主外竄經脉則成痓内侵膻中則為厥痓厥並見正氣猶存一線則氣復返而生胃津不克支持則厥不回而死矣所以痓之與厥往往相連傷寒之痓自外來者安有

是哉暑月痙證與霍乱同出一源風自火生火隨風轉乘入陽明則嘔賊及太陰則瀉是名霍乱竄入筋中則攣急流入經絡則反張是名痙但痙證多厥霍乱少厥蓋痙證風火閉鬱〻〻則邪勢愈甚不免逼乱神明故多厥霍乱風火外泄〻〻則邪勢外解不至循經内竄故少厥此痙與霍乱之分別也

章虛谷曰仲景所論痙病固屬外感風寒濕邪與溫熱之痙由内風者不同仲景所論霍乱亦是寒濕之邪故以理中丸為主治桂枝湯和表也今薛氏云暑邪之痙與霍乱同源

者謂其皆由溼火生風所致也蓋溼不盛不成霍乱風火不盛不成痓厥不可不別乎若其人陽旺陰虚則邪隨火化火熾生風而致痓厥宜清凉以散風火或兼養陰故與霍乱大不同也更與溫熱之邪則多痓厥却與暑邪不同暑邪由溼鬱風火外走則痓内侵則厥若溫邪其熱内閉心包則厥肝腎陰涸則痓若厥而不痓者急急開閉泄熱痓而不厥者急須大劑滋陰若痓厥並現多死不治

吴坤安曰傷寒過表汗多而成痓乃是傷寒變症治分兩途蓋汗多則血液乾枯筋無所

養而痙作也非濕非風不得妄施前藥致亢傷寒汗下後婦人新產後而身体角弓反張手足搐搦者多是氣血大虧液不榮筋所致治法均宜以八珍湯加枸杞川斷鈎〻桂枝主之以養筋脉不可純作風治柯琴以復脉湯治痙救陰液也又按過汗表虛成痙汗出不止者桂枝湯加歸芪人參產后血虛成痙歸芪建中湯潰瘍去膿血過多為風所襲成痙者八珍湯加黄芪桂枝川芎防風木瓜菊花鈎藤主之

吳塘曰溫熱之症勢成痙厥神昏舌短煩躁

手少陰證未罷者先與牛黄紫雪輩開竅搜邪再與復脉湯存陰三甲潛陽臨症細參勿令誤也或因腎水本虧不能涵肝而後發痙肝風鴟張立刻有吸盡西江之勢但痙有手經足經之分在上焦有清邪爲主清邪之後必繼以存陰在下焦以存陰爲主存陰之先若邪尚有餘必以搜邪爲先如寸脉大口氣重濊者白睛赤熱壯之類又或熱邪深入下焦脉沉數舌乾齒燥津液枯涸若覺手指掣動急防痙厥二甲復脉湯主之　溍按康熙字典引内經云諸痙項强皆屬于濕方書以

四百十五

中寒濕發熱惡寒頸項强急身反張如中風狀或掣縱口張為痓說文云强急也

傷寒所致太陽痓濕暍三種宜應別論以為與傷寒相似故此見之痓俗作痙

金鑑曰傷寒所致四字甚無所謂衍文也文曰傷寒太陽經中之一病非謂太陽經惟病傷寒也蓋以六氣外感之邪人中傷之者未有不由太陽之表而入者也痓風邪也濕濕邪也暍暑邪也夫風寒暑濕之病固皆統屬太陽然痓濕暍三種雖與傷寒形證相似但其為病變傳不同故曰宜應別論也

方有執曰痓濕暍三者皆風寒之變證既成變證則當別為立論然自風寒變來本屬太陽猶有風寒渉似之疑須當併為辨論

陳修園曰言三種所因雖不同而俱傷太陽之氣與傷寒相似故於傷寒之後見之

唐宗海曰此數語是仲景了結傷寒引起金匱一個小序而此三證者證雖附於是篇方則詳於金匱此篇之末即是金匱之首以見雜病應別論不得不再作金匱又見金匱適於傷寒皆可從此附見處起例矣仲景此篇不列方余於此篇亦少補正以皆見於金匱

兹不重出惟此篇承傷寒之終即以啟金匱
之始乃仲景教人要會通二書之意故其序
既合金匱為十六卷而其文則由傷寒入金
匱從此病過渡矣讀者當觀其通

柯琴曰太陽主表六氣皆得而傷之三種故
與傷寒不同然亦有因于傷寒而見痓與傷
寒相似故論及之耳

此條傷寒論輯義

太陽病發熱無汗反惡寒者名曰剛痓

金鑑曰反惡寒之反字衍文也剛痓證應惡
寒非反也　痓病既屬太陽當以太陽虛實

四百六十

例之故曰太陽病發熱無汗惡寒為實邪名曰剛痓發熱汗出不惡寒為虛邪名曰柔痓此詳痓病虛實非謂太陽病發熱無汗惡寒汗出不惡寒即名之曰剛柔痓病之證也

程知曰太陽病發熱無汗惡寒為傷寒發熱汗出惡風為傷風發熱汗出不惡寒為溫熱以證有頭項强急甚則反張故不謂之風寒溫熱病而謂之痓也

張路玉曰本寒傷營故發熱無汗病至痓邪入深矣而猶惡寒者經虛故也寒傷營血則經脉不利故身强直而為剛痓也金匱云太

陽病無汗而小便反少氣上衝胸口噤不能言欲作剛痓葛根湯主之即是申明此條之義而補其治法也無汗而小便少者以太陽陽明二經之熱聚於胸中延傷肺金清肅之氣內外不能宣通故也

周揚俊曰千金曰太陽中風重感寒溼則變痓太陽病發熱無汗為表實則不當惡寒今反惡寒者則太陽中風重感于寒為痓病也以表實感寒故名剛痓王肯堂云熱鬱愈甚則無燥化而無汗血氣不得宣通大小筋俱受熱害而強直故曰剛痓也

柯琴曰此以表氣虛實分剛柔原其本而名之也亦可以知其人初病之輕重禀氣之強弱而施治也金匱用葛根湯則謬

章楠曰太陽傷寒邪在經絡發熱無汗則先惡寒痙病邪深入筋發熱而不惡寒今反惡寒者邪既傷筋又外寒閉其榮衛也故惡寒而無汗與傷寒同其筋緊急而脉沉則不同以其無汗邪閉則筋更急乃名剛痙也

徐大椿曰金匱治剛痙用葛根湯大承氣湯柔痙用栝蔞桂枝湯即桂枝湯加栝蔞根二兩

四百七十

太陽病發熱汗出不惡寒者名曰柔痓

金鑑注即上條

張璐曰本風傷衛故發熱汗出不惡寒以風傷衛氣腠理踈故汗出身柔但汗出太過則經脉空虛雖似稍緩而較之剛痓尤甚以其本虛故也蓋剛痓屬陽爲邪勝柔痓屬陰爲血虛故治法有不同也金匱又有太陽病其證備身體強几几然脉反沉遲此爲痓栝蔞桂枝湯主之其證備則發熱汗出等證不必贅矣傷寒方中用桂枝加葛根湯矣此以脉之沉遲知在表之邪爲内濕所持不解即係

溼熱二邪交合不當從風寒之表法起見故不用葛根而改用栝蔞根變表法為利法也

尤在涇曰此與上條分痙病剛痓柔痓之異以無汗惡寒者為陰為剛有汗不惡寒者為陽為柔陰性勁切而陽性舒散也然必兼有頸動面赤口噤背反張頸項強等證仲景不言者以痓字該之矣不然何異太陽中風傷寒證而謂之痓證耶活人書亦云痓證發熱惡寒與傷寒相似但其脉沉遲弦細而項背反張為異耳

周揚俊曰太陽病發熱汗出為表虛則當惡

四百十八

寒其不惡寒者為陽明病今發熱汗出而不惡寒者非陽明證則是太陽中風重感於溼為柔痓也表虛感溼故曰柔痓王肯堂云溼勝者自多汗出

謹按剛痓柔痓有謂剛柔之義其說未妥不若剛痓為陽痓柔痓為陰痓為當否考之活人續集解惑論云合面而卧為陰痓仰目者為陽痓其義可見耳

太陽病發熱脉沉而細者名曰痓

金鑑曰太陽病發熱脉當浮大脉若沉細兼少陰也今發熱脉沉細而名曰痓者何也以

其已病痓證而得沉細脉不可名太陽少陰傷寒之脉當名太陽風湿痓病之脉也因風邪欝於陽故病發熱也湿邪凝於陰故脉沉細也此承上條痓病得沉細脉之義非謂太陽病發熱脉沉細即名之曰痓病也

方有執曰發熱太陽未除也沉寒也細湿也

程知曰脉沉細法宜救裡而痓又為燥熱之病故金匱謂難治謂未可輕同於太陽發熱脉反沉之例也

張璐曰發熱脉當浮數而反沉細知邪風為湿氣所著所以身雖發熱而脉不能浮數是

陽證見陰脉故金匱指為難治也

程應旄曰痓病有同有獨以其獨者名之矣然脉在太陽更有獨而無同以頸面摇口噤背反張之證合沉細之脉雖有太陽發熱等證不致為傷寒所混乃可定其名曰痓也

徐大椿曰此言痓脉也

尤在涇曰太陽脉本浮今反沉者風得濕而伏也痓脉本緊弦今反細者真氣適不足也攻則正不能任補則邪不得去此痓病之难治者也

張璐玉曰治此者急宜麻黄附子細辛湯温

經祛濕勿以沉細為濕證之本脉而忽之也
周揚俊曰太陽主表太陽病發熱為表病脉當浮大今脉反沉細既不愈則太陽中風重感於濕而為痓也以栝蔞桂枝湯主之
章楠曰太陽傷風寒其脉浮以邪淺在營衛也痓病邪深傷筋故脉沉緊弦直上下行也其不弦緊而沉細則邪入深而氣血大虛正不勝邪邪何能出故為難治其傷寒條中則曰陽病見陰脉者死其理一也又如病發熱頭痛脉反沉用四逆湯者是傷寒陽病見陰脉與痓病之脉沉有不同痓脉沉而弦緊是

邪盛也後陽病見陰脉者沉而無力而與此條痙脉之沉細皆由正虚則又相同故當詳辨也

徐彬曰古人以強直為痙外證與傷寒相似但其脉沉遲弦細而項背反張強硬如發癇狀為異耳如前二條既以無汗有汗分剛柔為辨此復以脉沉細為辨謂太陽病發熱是表中風也復加以濕纒綿經中内挾寒氣令筋脉抽急而項背強直脉反沉細沉細者寒濕用事邪欲侵陰之象也于是項背強直故痙痙脉本伏弦細則元氣傷憊即難治非痙病

四百十九

另有脉浮大者易治而此之沉細為難治也
觀仲景前後從無一浮大字可知

太陽病發汗太多因致痓

金鑑曰以上論痓皆外感風寒濕而為病也若太陽病發汗太多津液大亡表氣不固邪風乘虛而入因成痓者乃內虛之所致也不可以剛柔痓例之宜以桂枝加附子湯以固表祛風為主治由此推之凡病出汗過多新產亡血過多而變生此症者皆類此也

程應旄曰即此一端推之則知此病得之亡津亡血而因虛致寒因虛致燥者不少蓋陽

氣者柔則養筋發汗太多則亡其陽而損其經脉之血液故也

尤在涇曰痓病有太陽風寒不解重感寒濕而成者亦有亡血竭氣損傷陰陽筋脉不榮而變成痓者病在太陽發汗太多因致成痓知其為液脫筋急之痓而非風淫濕欝之痓也經云氣主煦之血主濡之又云陽氣者精者養神柔則養筋陰陽既衰筋脉失其濡養而强直不柔也此痓病標本虛實之別也

張路玉曰發汗太多則經虛風襲雖曰屬風而實經虛邪盛之候非真武湯不救也

四百二十

張卿子曰：觀此條，可見亦不必因重感寒濕爲泥拘也。

病身熱足寒，頸項强急，惡寒，時頭熱，面赤目脉赤，獨頭面搖，卒口噤，背反張者，痓病也。

金鑑曰：病人身熱惡寒，太陽證也。頸項强急，面赤目赤，陽明證也。頭熱，陽鬱於上也。足寒，陰凝於下也。太陽之脉循背上頭，陽明之筋上挾於口，風寒客於二經，則有頭搖口噤反張拘强之證，故名痓病也。

方有執曰：此以痓之具證言。身熱頭熱，面赤目脉赤，陽邪發於陽也。足寒，陰邪逆于陰也。

獨頭面搖風行陽而動於上也卒忽然也噤寒而口閉也言忽然唇口吻合噤急而飲食不通也背反張者太陽之脉挾背寒則筋急而拘攣熱則筋緩而縱弛也然剛柔二痓則各見證之一偏惟風寒俱有而致證者則具見也

龔重光曰此總論痓之經俞皆病氣血併傷而為强急反張之症也風濕俱有故為痓之具證也

周揚俊曰太陽中風為經中風也太陽傷寒為純傷寒也背不作痓惟是太陽中風重感

寒濕乃變為痓也身熱足寒者寒溼傷下也時頭熱面赤目脉赤風傷於上也頭搖者風主動也獨頭搖者頭為諸陽之會風傷陽也若純風者身亦為之動搖手足為之搐搦此皆內挾寒濕故頭搖也口噤者寒主急也卒口噤者不常噤也有時而緩若風寒相搏則口噤而不時開此皆加之風溼故卒口噤也愚按身上疼痛發熱面黄而喘頭痛鼻塞證係上焦至脉大能食中焦不病可知此正經云霧露之氣上先受之也故曰病在頭中内瓜蒂散於鼻中取下黄水而自愈耳

尤在經曰痓病不離乎表故身熱惡寒痓為風强病而筋脉受之故口噤頭項背反張脉强直經曰諸暴强直皆屬于風也頭熱足寒面目赤頭動搖者風為陽邪其氣上行而又主動也△以上五條王叔和本編入痓濕暍篇中在三百九十七法之外兹特錄之所以廣類病之法也

章楠曰風寒濕邪入於筋經絡之氣不得外達周流因而上逆故身熱足寒頭項强急而惡寒也陽氣內鬱而化風火上擾頭目故時頭熱面赤目赤時者有時不熱不赤其火升

痓不定也獨頭動搖者風逆於上而不下也卒口噤陽明筋急也背反張太陽筋急也此無汗之剛痓證也

徐彬曰諸痙項强皆屬於濕乃仲景論痓前後未嘗重濕為言即後出方藥味亦不專主濕僅于此云寒濕相得略露機倪後立三方仍治風寒或内驅熱可知痓症之濕非濕流關節之比彼乃浸淫為病燥濕為主此則風寒為微濕所搏故仍以治本為急也曰然則痓症之濕從何來乎不知痓之根原由亡血陰虛其筋易强而痓之濕乃即汗餘之氣搏

寒為病也故產後血虛多汗則致之太陽病汗太多則致之風病原有汗下之而并耗其內液則致之瘡家發汗則致之此仲景明知有濕而不專治濕謂風寒去而濕自行耳

張路玉曰金匱此條下又多若發汗者寒濕相搏其表益虛即惡寒甚發其汗已其脉如蛇六句發汗反惡寒者以但用表藥而不加术故也其一云痓為病胸滿口噤臥不著蓆脚攣急必齘齒可與大承氣湯盖熱傳陽明風熱極深非若寒大下不足以除其熱救其陰也夫傷寒病瘈瘲以熱生風而猶尚為難

治況此甚於搐者至若齒齘足攣而無內實下證大便自行者必不可治靈樞云熱而痙者死

陳脩園曰此形容痓病之象以明痓病不與傷寒中風同也金匱言剛者用葛根湯柔者用桂枝加栝蔞根湯皆太陽之治法非既成痓病之治法也

辨濕症篇大意 并新法

溫病復傷於濕名曰濕溫其症則身重胸滿頭疼妄言多汗兩脛逆冷宜白虎湯加茅朮茯苓溫濕兩治法也 金鑑

濕症發黄須分陰陽表裡陽濕在裡茵陳蒿湯在表麻黄連軺赤小豆湯陰濕在裡白朮附子湯在表麻黄白朮湯此陰濕在表而發黄也或太陽病關節疼痛而煩脉沉而細此名濕痺其人小便不利大便反快當利其小便使濕從小便而去乃濕淫於内之正治也古云治濕不利小便非其治也張路玉

活人云常傷於濕因而中暑許學士云先受暑後濕雖兩人所言感受之先後各自不同而其症治則一至用白虎蒼朮湯誠為至當若濕氣勝藏府虚大便滑朮附其可廢乎故

但用白虎則不可也

病有傷濕有中濕有風濕傷濕者濕傷太陽膀胱經者是也中濕者濕中太陰脾經或腎經者是也風濕者或先傷於濕後傷於風風濕相搏而為病者是也蓋東南窊下之地水多驟也居其處多濕或中風雨霧露是名中濕此脾經與腎經受病也其症一身盡疼發熱身黃脉沉而緩治宜燥濕可也或素有濕又中於風是名風濕其症肢體疼痛難以轉側脉沉而濇治宜微表以去其風行燥以去其濕大抵治濕之法咸用羌防以勝之二术

以燥之苓瀉以滲之或用附子以温之切不可大發汗汗之則風去而濕存又不可下下之則額上汗出微喘而死矣葉桂

仲景論濕病未嘗明言濕温然濕温之病狀可即仲景論中比類得之王叔和於仲景傷寒論別出痓濕暍三種以為宜應別論其於濕病首列濕痺即從太陽辨曰太陽病關節疼痛而煩脉沉而細者此名濕痺則是濕症中同有頭項强痛惡寒之太陽病其類於傷寒者以此然濕痺之病其人小便不利大便反快故當利小便使濕邪從太陽之府而滲

是濕也而不必兼温也又云濕家之為病一身盡疼發熱身色如熏黄此又示人以辨實濕病之法然濕病多端亦不必盡屬兼温因思仲景已分明揭出太陽病發熱而渴不惡寒者為温病以所言種種濕證與此條之温病互勘濕温初起所見之太陽病頭痛腰痛骨節煩痛與太陽傷寒同以濕病本主身疼也發熱汗出惡風與太陽中風同以濕邪本易汗出也但風寒之邪由表入裡濕温之邪由裡出表故當太陽病初起時其蒸鬱之氣即已瀰布三焦故或往來寒熱胸膈痞滿嘔

吐不欲食或腹中痛不大便或下利稀臭水表裡之病往往一時並見以上各證不必悉具必兼口渴舌上胎者此屬濕溫之定證也又濕病脉當沉細濕既兼溫脉不盡沉溫病脉浮溫復挾濕其脉又不盡浮不浮不沉之間其中候必數以數之甚而不甚別邪之輕重病之緩急合此脉證互參始知仲景不言濕溫而濕溫之脉證在其中濕溫之治法即在其中矣或曰仲景言太陽病發熱而渴不惡寒者為溫病溫證兼溫以渴辨證矣然太陽中暍其初起亦汗出而渴與濕溫之渴又

何別之答曰此當以舌上胎為辨亢熱邪之在經者口雖渴舌上無胎且渴能引飲濕溫之病陽明胃府先為濕困内伏之溫邪被濕邪鬱遏不能遽出於陽經故當濕溫病初起之時雖渴不能引飲必待傳變之後邪入胃府而成陽明可攻之證方大渴引飲故仲景云濕家病舌上如胎者以丹田有熱胸中有寒渴欲飲水而不得飲則口燥煩也此一段文字雖未明言濕溫恰確是濕溫初起之候仲景於此證雖有下早則噦之禁若邪已入胃大渴引飲而成陽明可攻之證則此時下

不宜遲又仲景言外之意矣欲知其治當先明其禁溼家不可發汗又溫病亦不宜發汗若見頭痛發熱之太陽而妄發其汗卒之汗出熱不退且津液內奪裡邪愈錮變證蜂起此一禁也溼溫病一經傳胃便當急下以存陰切不可誤信後人下不厭遲之謬說若當初起之時全是一派蒸熱之氣未傳到胃遽即妄下轉致壅遏胃氣無由輸邪外泄此二禁也燥能勝溼此理之常今溼邪又兼溫邪若純用香燥破氣立致刼津化熱此三禁也溫者清之亦理之常今溫邪又兼溼邪若

純用寒涼直折轉致助濕壅邪此四禁也濕瘴之病可利小便若無濕邪全藉肉中津液足勝病氣病雖劇可治若用苓澤等滲泄之品發責其小便則有著之邪安能從膀胱宣洩一經傳變內外灼熱真陰隨涸此五禁也濕邪內伏與濕交蒸熱淫之氣上蒙清竅往往病起即見昏譫但當逐去其邪則神識自清若遽指為熱入心營遂以犀角牛黃之屬是謂誅伐無過究之膈間邪分毫不動徒擾營血反致引邪深入立見危殆喘厥諸變此六禁也凡此六禁皆濕溫病初起之禁例然

則初起之時汗之不可下之又不可燥之不可清之又不可利之不可宣之又不可果何從着手耶則惟化濕之中佐以清溫其庶幾乎。吕震名

吳坤安曰：張司農謂暑邪之害甚于寒，因作暑症全書濟世。予竊以為濕邪之害更有甚于暑者，蓋感暑之時必兼濕，而濕感之時不兼暑，暑邪只從外入，而濕邪兼乎內外。暑邪為病驟而易見，濕邪為病緩而難知。凡處澤國水鄉者，於濕症尤宜加察焉。如外感之濕着于肌表者，或從雨露中而得，或從地氣潮

湿中而得或上受或下受或遍体均受皆當以解肌法微汗之兼風者微〻表散兼寒者佐以温藥兼熱者佐以清藥此外受湿邪之治也如内生之濕留于藏府者乃從飲食中得之凡膏粱酒醴甜膩厚味及嗜茶湯瓜果之類皆致内湿治法不外上開肺氣下通膀胱中理脾陽為治然陽体多成湿火而陰体多患寒湿又當察其体質陰陽為治用葯之法當以苦辛寒治湿熱苦辛温治寒湿概以淡滲佐之甘酸膩濁之品在所禁用前太陰新法内已陳濕邪之概兹特叅濕邪之兼症

而以表裡三焦分治也若夫濕邪变幻之態
為病非一當以雜症各门求之可也　脾虛
多中湿　一身盡痛為濕　有表有裡　有
濕熱　有寒湿　有風湿
湿痺　痺者痺著不去也論曰太陽病関節
疼痛而煩脉沉而細者此名中湿亦曰湿痺
其候小便不利大便反快但當利小便為主
治　此宜五苓散主之發黄加茵陳
風湿　病者一身盡疼發熱日晡劇者此名
風此病傷于汗出當風或久傷取冷所致也
可與麻黄杏仁米仁甘草湯又曰風湿脉浮

身重汗出惡風者防己黃芪湯主之

表湿　關節疼痛脉浮而濡四肢痿弱此湿邪在表也小便利者桂枝湯加川羌白术微汗之小便不利者五苓散加減主之

湿痰　脉沉緩而滑四肢流注或項背强恒見于肥白人屬痰湿宜二陳二术桂枝羌活加減脾胃受湿則沉困無力怠惰嗜卧須二术為君上部湿茅术最烈下部湿升麻提之外湿宜表散内湿宜滲泄為主

湿留氣分　凡發熱身疼汗出則解繼而復熱脉來濡緩舌胎白膩此湿阻于氣分熱自

湿中来徒用清熱藥不應宜茯苓皮大腹皮滑石粉黄芩通艸半夏猪苓之類以逐氣分之湿熱自除矣

太陰湿伏　凡身体沉重不能轉側四肢乍冷目黄脘悶自利語言欲蹇者此湿邪伏于太陰以致脾陽不運而然也宜健脾兼分利茅朮厚朴茯苓皮草果菖蒲陈皮朮瓜澤瀉之品　如口内生白疳而仍不渴者此湿湅于中氣蒸于上也治在氣分茅朮米仁猪苓澤瀉陈皮桔梗石羔之類　如痞結胸满飲食不進舌黄微渴此湿熱傷脾也宜瀉心法

半夏茯苓黄連厚朴茅术通艸

濕溫邪入氣分　暑濕之邪阻于肺必咽痛發熱自痛舌胎黄厚粘膩煩渴不解當清上焦如連翹桔梗滑石射干米仁馬勃通艸淡竹叶銀花芦根之品　如見身發痳疹舌黄燥厚當涼膈疎班如連翹荐荷生梔石羔牛蒡杏仁枳實黄芩之類

邪乘胞絡　濕溫之邪乘于心包則神識昏呆發熱身痛四支不煖舌苔鮮紅燥刺者宜觧手厥陰之邪如犀角尖連翹石菖蒲川欝金元参赤小豆西黄之屬主之

病

邪入營分　如濕溫之邪入于血絡舌胎中黃边赤發為赤斑丹疹神昏譫語宜清疏血分以透斑佐芳香逐穢以開閉犀角連翹赤芍銀花大力菖蒲鬱金元參薄荷人中黃之屬主之

邪阻上焦　病起發熱頭脹漸至耳聾喉痛欲閉鼻中衄血此邪混氣之象邪在上焦空隧之所非苦寒直達胃中之藥可以治痛不能即解即有昏痙之變宜輕清理上為治如連翹馬勃大力子銀花射干白金汁如見呃忒加枇杷叶竹茹　以上傷寒指掌參案

徐大椿曰：在表之濕當散之，在裡之濕當燥之。治濕之義，不外乎此。

華岫雲曰：濕為重濁有質之邪，若從外而受者，皆由地中之氣升騰；從內而生者，皆由脾陽不運。雖云霧露雨濕上先受之，地中潮濕下先受之，然霧露雨濕亦必由地氣上升而致。若地氣不升，則天氣不降，皆成燥症矣，何濕之有？其傷人也，或從上，或從下，或遍體皆受。此論外感之濕邪著於肌軀者也，此雖未必即入藏府，治法原宜表散，但不可大汗也。

徐大椿曰：治濕不用燥熱之品，皆以芳香淡

四百二一

滲之藥疏肺氣而和膀胱此為良法惟健脾清疸培土為要切也

太陽病關節疼痛而煩脉沉而細者此名濕痹濕痹之候其人小便不利大便反快但當利其小便

金鑑曰濕家脉浮細濕在外也當汗之今太陽病關節疼痛而煩小便不利大便反快脉不浮細而沉細是濕邪內盛而為濕痹不通之候也故但當利其小便使濕從小便而去乃濕淫於內之正治也

成無己曰濕盛則濡瀉小便不利大便反快

者濕氣內流也，但當利其小便，以泄宣腹中濕氣。古云：治濕不利小便，非其治也。

方有執曰：此以濕之入裡者言也。關節疼痛者，寒濕之氣走注內滲，所以脉沉而細也。痺以疼痛言。小便不利，大便反快者，濕即水，水不外滲，則橫流不遵故道。利其小便者，導其遵故道而行也。

張志聰曰：關節者，腰背肘膝之大關，大筋之所綂屬，不同於骨節也。濕流關節，大筋不和，故疼痛痺閉也。濕傷太陽筋脉，濡滯，故名濕痺。利其小便，則水道行而決瀆無愆，濕邪去

而經脉調和矣

周揚俊曰經云傷於濕者下先受之言足與地相親故先中其足然後流入關節而未及於府藏也疼痛而煩因濕氣內壅阻欝正氣而濕性沉着陽氣遏抑又未及發熱故脉必沉細因關節煩疼名曰痺經曰濕勝則濡瀉小便不利蓋膀胱之氣化先為濕壅勢必轉趨大腸而大便反快故曰治濕不利小便非其治也使小便得利則陽氣宣通而水道自通津液自化將關節之濕盡泄矣然有陽虛陽實之候不可不分也若小便多而白者一

切利水之藥即不可與以犯痙痙之戒

尤在涇曰濕為六淫之一故其感人亦如風寒之先在太陽但風寒傷於肌腠而濕則流入關節風脉浮寒脉緊而濕脉則沉而細濕性濡滞而氣重着故名濕痺痺者閉也然中風者必先有肉風而後外風中濕者亦必先有内濕而後感外濕由其人平日土德不及而濕動於中由是氣化不速而濕侵於外外内合邪為關節疼痛為小便不利大便反快治之者必先逐内濕而後可以除外濕故當利其小便東垣亦云治濕不利小便非其

治也

徐彬曰此論濕之挾風而濕勝以致痹著者謂發熱惡風太陽病也乃濕勝而疼痛太陽病來邪自表入濕挾風風走空竅故流關節關節者機關湊會之處也風氣灌于中故逼心而煩然風為濕所搏而夾其風之性故脉沉而細即知濕勝即名中濕亦曰濕痹痹者著不去也氣為濕所痹則氣化不敏或小便不利大腸主津濕則反快而不艱濇也病風者多燥閉故以濕勝為快者但當利其小便者便利而氣化氣化而濕行見不必狃于太

陽而治風亦非痛在胃黃而當濕散之比矣
章楠曰太陽傷寒則脉浮緊中風則脉浮緩今寒濕皆陰邪下先受於足經而遏其陽氣亦有發熱頭痛之太陽病也但關節疼痛與傷寒之身痛有異而脉沉細亦與浮緊不同經云寒濕為痛痺濕勝為着痺之證也濕痺經絡則脾氣不宣故小便不利脾胃之利不能輸布故大便反快快者滑也利其小便使陽氣通達則濕去而愈也
沈堯封曰此論濕痺即難經之濕濕證也素問在天為濕在地為土濕乃土之氣也故濕

為五氣之一濕溫乃傷寒有五之一編傷寒者以濕暍為非傷寒置之別然則中風亦非傷寒何以獨存卷首耶難經曰濕溫之脉陽濡而弱陰小而急與此稍異

柯琴曰經云風寒濕三氣合而為痺痛者寒氣多也煩者陽遭陰也夫脉浮為風細為濕太陽脉本浮風濕為病脉陰陽俱浮盛而濇合関節煩疼脉反沉細者是發汗不如法但風氣去濕留骨節為着痺也濕氣留着于身形脾氣不能上輸肺氣不能下達膀胱之途不和胃家之関不啟故小便不利脾土上应

四百二二

濕化不能制水故大便不結而反濡泄但利其小便安能聚水而爲患哉風濕相摶者當發汗風去濕在者當利小便此兩大法也吐下火攻非其治也

濕家之爲病一身盡疼發熱身色如熏黄

金鑑曰濕家謂病濕之人濕之爲病或因外受濕氣則一身盡痛或因内生濕病則發熱身黄若内外同病則一身盡痛發熱身色如熏黄也熏黄者濕盛之發黄屬脾之瘀濕故其色暗如煙熏也不似傷寒熱盛之發黄屬陽明之鬱熱故其色明如橘子色也

張璐曰濕症發黄須分陰陽表裡陽濕在裡茵蔯蒿湯在表麻黄連軺赤小豆湯陰濕在裡白术附子湯在表麻黄茅术湯此陰濕在表而發黄也金匱有云濕家身煩痛可與麻黄加术湯蓋寒與濕合不宜大汗故加术以麻黄得术則汗不致於驟發白术得麻黄則濕滯得以宣通也

章楠曰濕土居五行之中在人身屬脾胃也脾胃主肌肉濕鬱成熱而傷肌肉故一身盡疼而發熱熱與濕蒸則身黄黄者土色也脾爲陰土胃爲陽土故有陽黄陰黄之分如熏

黄者沉晦不鮮此屬脾之陰黄也治之當以通陽爲主葉天士曰通陽不在温而在利小便則當化三焦之氣矣三焦之升降由脾氣之轉輸則必以運脾爲先是治陰黄之綱領也

柯琴曰凡濕不得洩熱不得越則身黄若傷寒發黄時身疼已解此濕流關節故不解也須五苓以除其濕

徐彬曰此言全乎濕而久鬱爲熱者謂濕挾風者風走空竅故痛止在關節若單濕爲痺則濕溜徧体一身盡痛不止關節矣然久而

鬱〻則熱故發熱熱久而氣蒸于皮毛故疼
之所至即濕之所至濕之所至即熱之所至
而色如熏黃熏者濕為濁陰鬱則熱燥故色
黃復帶焦黑而不亮也
周揚俊曰色黃如熏可不以天氣之為雨者
一觧其地氣之蒸乎故在表者梔子栢皮湯
可也在裡者茵陳蒿湯可也然又有寒熱之
分寒濕在裡可與白朮附子湯濕熱在表可
與麻黃加朮湯慎不可以火攻之
王士雄曰此由但清其熱不治其濕故次傳
寒中故海藏以熏黃為陰黃蓋濕勝則次傳

四百二

寒中小便自利者有之术附湯主之折衷也又曰濕熱發黃名曰黃疸皆是暴病故仲景以十八日為期其餘所因甚多有穀疸酒疸女勞疸黃汗及冷汗便溏氣虛之陰黃身面浮腫睛白能餐勞倦之弱黃神志不足猝受恐嚇膽氣外泄之驚黃肝木橫肆脾胃傷殘土敗而色外越之痿黃皆與暴病不同不可概目為濕熱病矣

三

濕家其人但頭汗出背强欲得被覆向火若下之早胸滿小便不利舌上如胎者以丹田有熱胸中有寒渴欲得水而不能飲則口燥煩也

金鑑曰濕家但頭汗出乃濕氣上溢之汗非陽明之熱不得越也濕家背強乃濕氣流濡之重强非痓病之拘强也欲得覆被向火非外惡寒乃濕盛生內寒也若誤以濕溫之頭汗爲陽明瘀熱之頭汗而下之寒濕之氣乘虛入胸則胸滿入胃則噦矣寒濕不化故小便不利胸中有寒故舌上胎白滑丹田有熱故口燥渴欲得水而不能飲由胸中有寒濕故也

成無巳曰傷寒則無汗濕家雖有汗而不能周身故但頭汗出也

程應旄曰：雖渴欲得水，似熱而不能飲，可辨則知是口燥煩，而實非胸中燥煩，可知證同病別也。

章楠曰：濕痙而胃陽上蒸，但頭汗出，其經絡閉而身無汗，背强者，邪在表分爲多，陰邪抑遏陽氣，故欲被覆向火，其或誤用火攻者，亦因於此也。其內熱未盛，亦不當下，宜化三焦之氣，通經絡以利濕，其病可愈。若下之早，則使胃寒而噦，其濕更閉，氣化窒塞，上或胸滿，下則小便不利也。丹田有熱，以蒸胸上之寒，而濁邪壅聚，舌上積垢如胎，清陽不升，則無

津液上润故口燥煩而渴其寒湿聚于胸胃故仍不能飲也

周揚俊曰湿家有風湿有寒此寒湿相搏也太陽寒氣在經復有濕以欝遏其陽氣不能發越於外故欲得被向火然湿多則多汗寒多則無汗寒湿相搏雖有汗不能周身故但頭有汗若誤以裡有實熱而為熱蒸頭汗而遽下之必至噦而胸滿小便不利傷其胃氣損其津液非明微耶下後陽邪下陷故丹田有熱也

柯琴曰但頭汗若小便利則不發黃背強惡

寒尚是太陽寒濕法當浮解若下之陽氣擾於胸中故滿中傷胃氣故噦下焦虛不能制水故小便不利也如舌上有胎不是心家熱以上焦之濕不除胸中之寒不解惟丹田之有熱不安于下焦而上走空竅故口燥煩而舌上胎耳不能飲水可見濕猶在中又當從五苓去桂枝易肉桂之法矣

王孟英曰按胸中有寒之寒字當作痰字解胸中有痰故舌上如胎其津液為痰所阻故口燥煩而痰飲乃水之凝結故雖渴而不能飲也

四百二四

張路玉曰此宜黄連湯和其上下寒熱之邪則諸證渙然冰解矣

唐宗海曰胸中與丹田皆是膜油相連寒濕之氣既入胸中之膜间則閉塞在膈中迫其與丹田氣海交出之氣因胸膈閉而不得出則鬱而爲熱註家於丹田胸中尚不知其道路而妄補黄連湯五苓散真属牽强作解

濕家下之額上汗出微喘小便利者死若下利不止亦死

金鑑曰此承上條濕家誤下之逆也濕家誤下胸滿而噦小便不利舌上如胎口燥渴不

能飲已屬逆矣尚在可治此誤下後額汗不已微喘不止是陽脱於上也小便反利下利不止是陰脱於下也陰陽相離故死也

方有執曰治濕當利其小便而以小便利主死何也誤治而陰陽散亡也

程知曰濕之中人陰先受之故本經濕證多從助陽温散為治若妄下則陽虚陰盛而不可救矣額上汗出微喘虚陽欲上脱也二便不禁陰盛欲下脱也陰陽離決死矣

尤在涇曰濕病在表者宜汗出裡者宜利小便苟非濕熱藴結成實未可遽用下法額汗

出微喘陽已離而上行，小便利，下利不止，陰復決而下走，陰陽離決，故死。一作小便不利者死，謂陽上浮而陰不下濟也，亦通。

王孟英曰：張石頑云：自此而推之，雖額出微喘，若大小便不利者，是陰氣未脫而陽之根猶在也；下雖大小便利，若額上無汗不喘，是陽氣不越而陰之根猶在也，則非離決，可以隨其虛實而救之。至於下利不止，雖無頭汗喘逆，陽氣上脫之候亦死。亦有下利不止，小便反閉而額上汗出者，謂之關。經云：關格不通，頭無汗者可活，有汗者死。

四百二五

徐彬曰濕在人身經絡肌膚間病也大腑者人身元氣之關若動大腑則經絡之邪不去而元氣頹削故治濕始終不可下觀首章云當利其小便後章云法當汗解可知矣仲景治濕方但有濕以燥之法有風以燥之法東垣腳氣意有升陽除濕湯有羌活勝濕湯此始終不可下之明驗也

問曰風濕相摶一身盡痛法當汗出而解值天陰雨不止醫云此可發汗汗之病不愈者何也答曰發其汗汗大出者但風氣去濕氣在是故不愈也若治風濕者發其汗但微微似欲汗出

者風濕俱去也

金鑑曰此詳風濕相搏一身盡痛不惟不可下即發汗亦不可失其宜也風陽邪濕陰邪風濕相搏陰陽受邪故一身盡疼也法當汗出而解值天陰雨不止則濕氣盛雖發其汗汗大出而病不愈者但以風氣去濕氣在是故不愈也以其值濕盛之時發其汗大汗出此汗之不如法所以不解也若治風濕者必俟天氣晴明發其汗但令其汗微微似欲出狀則風與濕俱去而病自解矣

方有執曰陰雨不止則濕不去所以益當發

汗也然風濕本由汗出當風而得則汗之大出者必反濕轉加甚微微似欲汗出而不見出則濕消而風散矣此發汗之微機後之人動輒以大汗為言者去道遠矣

張路玉曰此證可與麻黄湯加朮同義

章楠曰治風濕者必通其陽氣調其營衛和其經絡使陰陽表裡之氣周流則其內濕隨三焦氣化由小便而去表濕隨營衛流行化微汗而解陰濕之邪既解風邪未有不去者若大發其汗陽氣奔騰風為陽邪隨氣而泄濕邪陰滯故反遺留而病不愈也此治風濕

四百二六

與治風寒不同者雖寒溫同為陰邪而寒清濕濁清者易散濁者粘滯故汗法大有區別也。

病者一身盡疼發熱日晡所劇者此名風濕此病傷於汗出當風或久傷取冷所致也

金鑑曰病者謂一身盡疼之病人也濕家一身盡痛風濕亦一身盡痛然濕家之痛則重著不能轉側風濕之痛則輕掣不可屈伸此痛之有別者也至於發熱濕家之熱早暮不分微甚風濕之熱則日晡必劇此得之於汗出當風或久傷濕復受風冷所致也

張志聰曰汗出當風則爲風濕久傷取冷則爲寒濕

張錫駒曰發熱日晡所劇者日晡而陽氣衰陰氣盛濕爲陰邪故主旺時而甚也

張璐曰金匱云可與麻黄杏仁米仁甘草湯蓋麻黄加术湯是主寒濕防己黄蓍湯是主風濕此則寒濕風濕合病也所以此條之後金匱則繼之以風濕脉浮身重汗出惡風防己黄芪湯主之一條蓋風濕皆從陽受其病在外故脉浮汗出身重由是以黄芪實衛甘草佐之防己去濕白术佐之然治風濕二邪

獨無去風之藥以汗多知風已不留表虛佐風出入乎其間因之惡風惟實其衛正氣旺則風自退也至服後當如虫行皮中腰下如冰後坐被上又以一被繞腰下温令微汗差等語皆有精義不可忽也

尤在涇曰一身盡疼發熱者濕也日晡所劇者風也蓋濕無風來去而風有休作故疼痛發熱每至日晡則劇也成氏曰若汗出當風而得之者則先客濕而後感風若久傷取冷所致者則先感風而後客濕風與濕合故曰此名風濕

徐彬曰：此言濕有偏於風而積漸內著者，治當微發汗以止其內入而安肝脾也。謂濕流関節，痛止関節；一身盡疼發熱，則是濕由皮毛徧体蒸鬱，不止関節矣。但未滛於肌肉，故身不重。風為濕所搏，故無汗。尤日晡所劇，日晡為申酉時，金之氣，肺主之，肺之合皮毛，明是風濕從肺之合而浸滛內著，至肺金旺時助邪為虐而加甚，與濕從下受者不同，故曰此為風濕。然皮毛受邪，風何以夾濕？所以知因汗出當風或久傷取冷所致，故以麻杏利肺氣，微發汗以清皮毛之邪。但肺病必傳肝

四百二七

皮毛必及肌肉，故以米仁、炙艸壯筋悦脾，而去風勝濕。比前方去桂、朮，加米仁，而炙艸獨多，餘剩概輕，治在上，故小其制也。

濕家病身上疼痛，發熱，面黃而喘，頭痛鼻塞而煩，其脉大，自能飲食，腹中和無病，病在頭中寒濕，内藥鼻中則愈。

金鑑曰：此申上條，詳其證，出其脉，以别其治也。濕家病身上疼痛，發熱，面黃而喘，此内生外受之濕病也。外宜羗活勝濕湯，内宜茵陳五苓散，喘甚大陷胸丸。若更頭痛鼻塞而煩，其脉大，證類傷寒，但其人裡和能食，知非傷

寒不可發汗乃濕邪之病在頭故頭痛鼻塞惟宜納藥鼻中取黄水從涕出自可愈也所納之藥即瓜蒂散類也

鄭重光曰身上疼痛發熱面黄而喘頭痛鼻塞則寒濕之邪客于上焦經曰因于濕首如裹是也用瓜蒂散吹鼻此在上者因而越之之法也

柯琴曰種種皆是表症鼻塞而不鳴脉大而不浮不關風矣脉不沉細非濕痹矣腹初不滿則非瘀熱在裡重于頭痛是頭中寒濕可知寒濕鼻竅而入故鼻塞亦當從鼻而出内

藥鼻中塞因塞用法也

章楠曰肺通喉胃通咽邪在肺不在胃故自能飲食腹中和無病止頭中寒濕故鼻塞當用辛香苦洩之品納鼻中如近世之痧藥或臥龍丹之類使肺氣通達其濕邪化水從鼻而出則愈

王士雄曰按鼻煙亦可用古人惟用瓜蒂散又按瓜蒂散末嗅則水從鼻出若湯飲則吐同是一藥其用各別也

△辨暍病篇大意并新法

金鑑曰中暍即中暑也溫熱之病復中於暑

名曰溫毒證治同乎溫熱但熱尤盛也傷溼之病復感於風名曰風溼其證發熱身重疼痛牽掣也治法已詳於身痛矣○長夏之令暑溼蒸炎交相為病暑多濕少為病其證則自汗身熱心煩口渴倦困少氣惡食小便澁少大便稀溏宜清暑益氣湯若溼多暑少為病則成痿厥之證腰以下痿軟難於轉動行走不正兩足欹側宜清燥湯

張石頑曰論暍三條首言動而得之之病謂中暍屬外因次言靜而得之之病雖曰中暍實暑病也屬內因末言因熱傷冷之病乃中

暍之变證屬不內外因不得以三者混稱也首宜以脉法辨之夫熱病之脉必盛中暑之脉必虛蓋寒傷形而不傷氣所以脉盛暑傷氣而不傷形所以脉虛然又有弦細芤遲之脉若何也夫人暑月必多汗多汗則脉虛此其常也潔古以靜而得之為中暑為陽中之陰為暑傷陰證動而得之為中熱即謂之中暍為熱傷陽證也內經云因于暑汗煩則喘喝靜則多言此心胞證也入脾則昏慣入肝則眩入肺則喘滿入腎則消渴乃鬱蒸之氣傷人元氣惟精神虧乏之人始中之卒然昏

暈喘促逆冷脉雖虚細慎不可温補此熱傷陰氣故禁温劑凡温藥皆助陽耗陰也又老人不宜用寒者竹葉石羔湯稍加熟附温恢之又老年平昔陰虚多火不可用温者白虎加人參竹葉爲當凡中暍雖勢甚但一解即愈不似中暑之必需補益也世俗往往不明概曰夏月陰氣在内大順散爲必用之藥夫陰氣非寒氣也蓋夏月陽氣發散於外而陰氣在内也豈可視陰氣爲寒而用温熱藥乎丹溪云伏陰在内陰字有虚之義火令之時爍石流金有何陰冷孫真人令人夏月常服

生脉散非氣虚而何其蒼朮白虎湯黄連香薷飲雖宜暑病亦豈可視為通行之藥乎葉天士曰暑必挾濕二者皆傷氣分從鼻吸而受必先犯肺乃上焦病治法以辛凉微苦氣分上焦廓清則愈惜乎世人專以陶書六經看病仍是與風寒先表後裡之藥致邪之在上漫延結錮四十餘日不觧非初受六經不須再辨其謬經曰病自上受者治其上援引經義以論治病非邪僻也宗河間法宜杏仁石羔知母瓜蔞皮半夏竹瀝白蔻仁秋露水煎。陰虚遺熱小便淋瀝近日冒暑初起寒熱頭痛汗出不解肌肉麻木手足牽强神昏如寐成痙則輕痙厥則重宜犀角元參小生地連翹心竹葉心石菖蒲滑石牛黄丸〇初病伏暑傷于氣分微熱渴引飲邪犯肺迺失治邪張熱傳膻中遂舌絳縮小便忽閉鼻煤裂血口瘡耳聾神呆由氣分之邪熱漫延于血分矣夫肺主衛心主營營衛二氣晝夜行于經絡之間與邪相遇或凉或熱今則入于絡津液被劫必漸昏寐所謂内閉外脱宜鮮石斛生地連翹元參犀角石菖蒲金銀花露

徐靈胎曰中暍乃中時行之熱氣與卒然中暑病象如霍乱者不同當别之。暑字之名義與寒字相反乃天行熱毒之病也其症脉微少氣煩渴燥熱甚則手足反冷若其人汗出不止用人参白虎湯主之或身熱腹滿而痛脹滿嘔吐瀉痢厥冷則名熱霍乱人参切不可用當用香薷飲藿香正氣散主之皆治暑之正法也若傷寒論中又有寒霍乱一症此乃寒邪入陰用理中湯主之此治寒霍乱之法也與暑熱之霍乱絕不相干乃後之醫書於熱霍乱门中附入寒霍乱一方名大順散用肉桂乾薑即理中之變法其方下亦注明治夏月傷飲冷之症其説甚明乃昏昧之人以治暑熱之霍亂以示奇異其死也唇焦目裂七竅見血熱歸於内則手足反冷而脉微欲絶所謂熱深厥亦深也乃病者醫者不知此理以為服熱藥而更冷其為陰證無疑故目覩其慘死而無所悔以後復治他人熱藥更加重矣與治暑熱痢者之用四逆湯其害正同舉世以為必當如此雖言不信也

王士雄曰内經云在天為熱在地為火其性為暑又云歲火太過炎暑流行蓋暑為日氣

其字從日，曰炎暑，曰酷暑，皆指烈日之氣而言也。夏至後有小暑、大暑，冬至後有小寒、大寒。是暑即熱也，寒即冷也；暑為陽氣，寒為陰氣，乃天地間顯然易知之事，並無深微難測之理，而從來歧說偏多，豈不可哂！更有調停其說者，强分動得、靜得為陰陽。夫動靜惟人，豈能使天上之暑氣隨人而判別乎？況内經有陰居避暑之文，武王有樾蔭暍人之事，仲景以白虎湯為熱病主方。徐云：凡汗出多之病，無不惡寒者，以其惡寒汗出而誤認為寒，妄用熱劑，則立危矣。

吳鞠通曰：暑病形似傷寒，但右脉洪大而數，左脉反小於右，口渴甚，面赤，汗大出者，名曰暑温，在手太陰，白虎湯主之；脉芤甚者，白虎加人參湯主之。又曰：金匱謂太陽中暍，發熱惡寒，身重而疼痛，其脉弦細芤遲，小便已，洒然毛聳，手足逆冷，小有勞身即熱，口開，前板齒燥，若發其汗則惡寒甚，加温針則發熱甚，數下則淋甚，可與東垣清暑益氣湯。又曰：手太陰暑温，如上條證，但汗不出者，新加香薷飲主之；或身重，濕也，白虎加朮湯主之；汗多脉散大，喘喝欲脱者，生脉散主之。又曰：脉虚夜寐不安煩渴舌赤時有讝語目常開不閉或喜閉不開暑入手厥陰也手厥陰暑温清營湯主之舌白滑者不可與也又曰手厥陰暑温身熱不惡寒精神不了了時讝語者安宫牛黄丸主之紫雪丹亦主之又曰暑温寒熱舌白不渴吐血者名曰暑瘵為难治清絡飲加杏仁米仁滑石湯主之小兒暑温身熱卒然痙厥名曰暑癇清營湯主之亦可與紫雪丹大人暑癇亦同上法熱初入營肝風内動手足痙厥可與清營湯中加鈎藤丹皮羚羊

又曰暑邪久熱寢不安神識不清元氣陰液

兩傷者三才湯主之欲復陰者加麥冬五味子欲復陽者加茯苓炙甘艸

費伯雄曰傷暑者汗出体倦渴而引飲心煩脉虛宜加味白虎湯中暑者卒然而倒昏不知人身熱口喋此熱邪內犯君主宜黃連滌暑湯傷暑暑濕氣合鬱而大熱五心煩躁坐臥不安渴引胸痞此三氣迭乘已成燎原之勢宜急下存陰三焦通治宜三解湯主之黃連黃芩大黃梔子花粉連翹半夏茯苓木通澤瀉青荷梗一尺

章楠曰暑溫者夏至後所感熱邪也古人分

陰暑陽暑蓋夏至以後相火濕土二氣交會合而為暑或值時令熱盛或人禀体陽旺而成陽暑之症是暑而偏于火者或值時令濕盛或人禀体陽虛而成陰暑之證是暑而偏于濕者非同傷寒之陰證也昔人每用姜附桂治陰暑若冷香飲大順散昧者或與傷寒陰證同論大誤矣寒為陰濕亦為陰雖同屬於陰而二氣為病不同治法迥別豈可混乎若偏于火而名暑溫者既為火邪先傷肺金肺主氣氣傷故脉虛無力肺主皮毛故皮膚開而自汗汗多火爍津液耗而口渴喜凉飲

宜白虎湯為主小便不利者佐六一散或益元散以辛涼甘緩之法清熱救肺或氣傷而喘必加人參或竹葉石羔湯若過飲停留腹滿者桂苓甘露飲最妙如汗多脉弱宜生脉散日久氣傷宜東垣清暑益氣湯又卒然中暑惡寒脉緊即靜而得之者為陰暑宜香薷飲汗之此大法也又感暑熱而新久之邪并發其勢更獗一二日即昏狂大渴或發癍疹或吐血衄血必大劑寒涼如白虎三黄涼膈犀角地黄三承氣等審證選用

又曰如溫暑之邪必用涼解若其人体盛色

自或不白而肌鬆者本質陽虛者凡感熱邪往往凉藥不效以其陽虛凉藥入口中氣先餒不能運藥驅邪故也此須辨舌之雖边黄中必白滑乃熱邪外受中舒虛寒須先用辛温通陽使中陽振舌心亦黄再用凉藥即解如兼厚膩舌苔者此熱伏濕中尤當先用辛温開濕倘見熱甚驟用大凉遏其濕而火反伏必观瘧也或作洞瀉不可不知余治一人春令患風温身熱頭痛咳嗆喉中痛屢用辛凉疏解咳嗆喉痛差愈而身熱不退其邪反遏肢体隱々如疹状煩擾不安观舌边黄中

白滑，始悟其中寒、外熱而有濕痰，故辛凉不能解熱也。乃用二陳湯加附子一帖，其身大熱，滿舌皆黃，再用辛凉加藿朴而愈。讀按：舌苔白滑，中州有濕，藥用辛凉，必佐半夏、佩蘭葉、陳皮、杏仁、薏仁為妥，慎不可以白滑苔遽投苦寒，如黑山梔、黃芩、石斛，若誤用之，必變為寒中，勿令誤也。又有舌苔白滑一二日即見白滑中黑焦，此熱邪漸傳少陰，藥宜羚羊、丹皮、黑山梔、石斛、生地、半夏之品，即此症。其人體瘦多火，大腸恒燥故也。

吳坤安曰：暑與暍皆日氣也，不必分屬動而

得之為中暍，靜而得之為中暑，其說出自潔古，後人因之，未可據為確論也。蓋動靜不過勞逸之分，既均受暑，治法不甚相遠。至于陰暑尤宜速辨。夫當感暑之時，受火若炙，靜處深堂大廈，正以避暑，不近烈日，受暑何來？即膏粱深處亦有中暑之症者，蓋不能無冒暑应接，正在動中得之也。此靜中之動，即潔古所稱靜得之暑也。若乃納涼于水閣山房，或感冒微風，或靜夜着涼，此外受陰寒，遏其周身陽氣，以致頭痛惡寒、膚熱無汗者，當以辛溫之劑微微表散。至若浮瓜沉李、冰窖冷水以傷胃中之陽又當溫中散寒此乃暑月感寒之症不得以陰暑名之然以辛溫治陰暑其弊在命名若薛氏以溫熱之品治中暍則貽害不淺矣竊假為辨正以免後學之惑

暑傷氣分　凡吸入致病上焦氣分先受舌白邊紅喉惡煩渴咳嗽喘急二便不爽脉右大者此暑邪阻于上焦氣分也宜杏仁石羔半夏厚朴梔衣豆豉鬱金竹茹之類如熱邪內迫膈氣鬱閉而致胸中脹悶者宜梔子豉湯加枳殼鬱金杏仁半夏白蔻仁滑石連翹蔞皮黃芩之類

暑襲肺衛　如身熱頭脹，脘痞，咳嗆不已者，此暑邪外襲于肺衛也，宜清上焦，杏仁、滑石、香薷、白蔻、通草、絲瓜葉。如暑風外襲，肺衛氣阻，發熱畏風，頭脹咳嗆，防作肺痿，宜香薷、杏仁、桔梗、連翹、六一散、絲瓜葉。

肺傷痰喘　暑風熱氣傷肺，身熱痰嗽而喘，宜桑、杏、連翹、石羔、淡竹葉、橘紅、瓜蔞皮、苡仁、蘆根之類。喉痛加射干、牛蒡，小水不利加六一散，頭脹加鮮荷葉。　如暑濕傷氣，午後痰喘更加者，肺先受病也，亦宜清理上焦，為無形氣分之治，如蘆根、杏仁、苡仁、橘紅、川貝、西

灰翠衣通草茯苓皮之類

暑濕傷胃　凡身熱中焦痞滿不飢不納二便不爽此暑熱傷于中焦氣分熱痰聚胃脘致宜苦辛泄降半夏瀉心去甘草干姜加杏仁枳殼

暑入營分　凡身熱心煩面赤舌絳神呆夜寐不安此暑邪入心丑辰砂六一散加川鬱金黄連之類或犀角尖鮮生地石菖蒲川鬱金連麯銀花之類

暑入膻中　如暑邪初傷氣分發熱口渴失治則邪傳膻中舌形絳縮小便赤澁鼻煤裂

血耳聾神昏此邪由氣分漫延血分最怕内閉外脱急用犀角尖石菖蒲川鬱金鮮生地銀花連翹元參西黄之屬

暑入陽明　凡大熱大渴乾嘔唇燥舌苔黄厚六脉洪數此暑邪入於陽明也黄連香薷飲益元散大熱大渴大汗者白虎湯或加西洋參

暑入膜原　穢暑從口鼻吸入結于膜原則必脘悶寒熱治宜清疏膜原如廣藿梗川鬱金檳榔厚朴草果青皮滑石連翹紫蘇黄芩之屬即吴又可達原飲法也

暑入厥陰　凡四肢不熱心中如焚舌灰黑消渴心下板實嘔惡吐蚘寒熱如瘧者此暑邪陷于厥陰也病勢最危治宜酸苦泄熱扶正祛邪須人參枳實川黃連干姜黃芩白芍烏梅

暑毒入腸　如冒暑飲酒引暑毒入于腸內酒與暑併大熱大渴小便不利其色如血五苓去桂加川連銀花滑石通艸豆豉

伏暑內發　凡潮熱汗出不解煩渴嘔惡胸痞舌胎白兼灰黑小便赤澀或自利此伏暑內發三焦並受治宜清理上中為要如滑石

杏仁通艸橘红半夏厚朴黄連、一金黄芩之属

暑邪成瘧　頭痛脘悶舌白而乾、四肢痲痹脉左動右濡寒熱不止、此暑邪入裡營閉清竅而瘧作也、治宜清理上焦、如連翹滑石杏仁、一金半夏蔞皮貝母竹葉之属主之、慎不可以柴胡湯混用

暑風　暑月病人忽然手足搐攣者暑風也、香茹飲加羌防、嘔惡加藿香陈皮、小便不利加二苓澤瀉滑石、有痰加半夏、瀉不止加蒼朮、轉筋加木瓜　勢重者手足攣搐角弓反

發如中惡狀亦有先病熱服表藥後漸成風痙譫語狂妄躁走氣力百倍亦暑風也以寒涼攻劫之兼解散化痰

暑兼傷生冷　有因傷暑口渴恣飲生冷瓜果以致寒包暑邪宜六和湯去人參藊豆加查肉胸腹悶痛舌胎中白邊紅氣口脈微弱而身大熱者此即寒包暑之重症也若緩法非瘧即痢矣

暑挾痧　暑兼穢氣從口鼻吸入亦頭痛惡寒發熱或手足指冷脈沉伏飽悶嘔惡或腹痛泄瀉治宜清暑兼逐穢如藿梗川鬱金紫

蘇、青蒿、厚朴、茯苓皮、滑石粉、連翹、竹葉、通草之類清之。有食，加青皮、查肉、枳實。有觸暑穢腹痛，悞飲姜栀湯而成霍乱，吐瀉不得，六脉俱伏，絞腸痛欲死者，此內閉也。外用放痧、提痧、刮痧等法，內急以川鬱金、石菖蒲、西黄另冲、川黄連、草蔻、霍香、木香、滑石、通草投之，以開閉逐穢。

暑挾食 凡頭痛背寒，發熱自汗，脉左盛右滑，畏食胸悶者，傷暑兼傷食也。宜藿香、厚朴、青皮、香薷、神麯、查肉、枳實、麥芽、紫蘇、滑石之屬疏之清之。此症必舌胎白滑且膩

動暑　行人農夫於日中勞役得之為中暍暍即暑也其症頭痛發躁惡熱捫之肌膚大熱大渴引飲汗大泄無氣亦動乃天熱外傷元氣益元清暑為治按仲景云太陽中熱暍是也汗出惡寒身熱而渴白虎湯加人參主之夫元氣為熱邪所傷以致大熱大渴汗出不已故以人參益氣石羔清暑乃至精至當之法何從人以東垣清暑益氣湯代之吾恐暑邪正盛升葛之升蒼朮之閉麥不助邪增病乎惟生脈散加石羔可以代之然形氣壯實者只服六一散亦解東垣此湯乃治暑月

溫熱傷氣脾胃受病之緩症也若以之治中暑則誤矣

靜暑　靜處高堂大廈之中雖無暑氣然偶或冒暑應接亦能中暑即迎賓送客觀荷棊書之類偶觸暑邪是也更有斗室低樓熱氣外逼即靜處室中亦能吸受暑邪俱當以正暑治之

陰暑　按方書以大順散治陰暑非暑也乃暑月所受之寒也即內傷生冷外受陰寒設也然大順散皆主甘溫守中並無散寒破結之能不若當從傷寒治之輕輕溫散可也類薄

藿朴之類如恣食瓜果內傷生冷以致吐瀉
腹痛脉沉遲手足厥冷者此即太陰中寒也
理中湯加藿香厚朴主之以上為傷寒指掌
注昂曰暑為陽邪心屬離火故暑先入心從
其類也巳月六陽盡出于地上此氣之浮也
經曰夏氣在經絡長夏在肌肉表實者裏必
虛又熱則氣泄故經曰脉虛身熱得之傷暑
外證頭痛口乾面垢自汗嘔逆泄瀉少氣倦
怠其大較也有餘證者皆後傳變也傷暑有
兼傷風者有兼傷寒者有兼傷濕者有兼傷
食者有冒暑飲酒者有納涼巨室暑不得泄

反中入內者有手足搐搦名暑風者有手足逆冷名暑厥者有昏不知人爲中暑者謬古曰中熱爲陽證爲有餘中暑爲陰證爲不足蓋肺主氣夏月火盛灼金則肺受傷而氣虛故多不足凡中暑者不可作中風治

太陽中熱者暍是也其人汗出惡寒身熱而渴也

金鑑曰中暑熱病亦由太陽表入故曰太陽中熱者暍是也其人汗出惡寒身熱而渴頗似太陽溫熱之病但溫熱無惡寒以熱從內發故雖汗出而不惡寒中暍惡寒者以暑由

外入故汗出而惡寒也究之於脈溫熱之浮必浮而實中暍之浮必浮而虛以暑熱傷氣也究之於渴溫熱之渴初病不過欲飲水中暍之渴一病則大渴引飲也溫熱則傳經變不一中暍則不傳不愈即死矣雖同為太陽經中之病而虛實施治不同宜以人參白虎湯主之

方有執曰蒸熱謂之暑傷暑謂之暍汗出惡寒者太陽表不固也身熱者暑邪傷陽也渴者亡津液而內燥也

程知曰此辨暑熱脈證也太陽中熱者謂是

太陽表證而屬中熱也均是太陽表病汗出惡寒身熱而不渴者為中風汗出身熱而渴不惡寒者為溫病今汗出惡寒身熱而渴則是中暍暍者暑熱之氣也不言暍而言熱以其胃熱為獨重也裡有熱故身熱而渴暑傷氣故汗出惡寒

吳人駒曰不可因惡寒而用辛溫又不可因汗出而固表惟宜甘寒以解其暑熱可也

柯琴曰中暑夾寒有不因乎浴水而因乎乘涼者或因乎露風或因曠宇或因夜氣陰寒先著于肌膚而暑氣內傷于心脉故惡寒身

熱汗出而渴也清暑益氣湯東垣得之矣

尤在涇曰惡寒者熱氣入則皮膚緩腠理開開則洒洒然寒與傷寒惡寒者不同汗出發熱而渴知其表裡熱熾胃陰待涸求救于水乃中暑而無濕者之證也

周揚俊曰仲景何故以中熱專屬太陽太陽者寒水之經也寒與熱相去水與火相左且土與水為魁惟夏月遘之故膀胱為津液之藏津液既耗外因乘之惟太陽是中而受感所及故曰暍也詳受病之先必其人元氣不足外衛不固故與熱邪易相感名傷其清肅

之氣則肺金被爍也肺爍則陽已傷而衛氣為之益虛故身熱汗出惡寒即內經所謂心移熱於肺傳為膈消也肺金既虛水無所生兼之熱淫于內汗溢于外又焉有不渴者乎此仲景出白虎加人參湯主之

徐大椿曰凡汗出多之病無不惡寒者以其惡寒汗出而誤認為寒妄用熱藥則立危矣

徐彬曰此即潔古所謂動而得之為中熱為陽證也謂太陽直中暑熱此正暑也暑則熱盛而汗出暑則挾邪而惡寒然雖惡寒暑之傷人心先受之故身熱而渴熱必傷氣故主

以白虎湯加人參也

章楠曰此即申明熱重於濕屬陽明之證而始中於太陽之裡也故特表中熱又恐人誤作夏至前之温熱故又曰暍是也内經言暑當與汗皆出勿止以其熱中有濕濕盛則閉其熱不得泄熱盛則蒸其濕而為汗故勿止其汗以閉熱也汗出而腠理疎故惡寒内熱盛而身熱口渴故當清内熱白虎湯是陽明之主方也加參益氣以生津止渴蓋津由胃氣化水穀以生者邪熱無不傷氣而耗津津耗則渴矣此與濕重之證治不同也

四百二九

太陽中暍者，發熱惡寒，身重而疼痛，其脉弦細芤遲。小便已，洒洒然毛聳，手足逆冷，小有勞身即熱，口開前板齒燥。若發汗則惡寒甚，加溫鍼則發熱甚，數下之則淋甚。

金鑑曰：此申上條詳脉證，戒人不可妄行汗下溫鍼也。太陽中暍，無汗身重疼痛者，似傷寒也，但脉弦細芤遲，非傷寒脉也。且有小便已而洒洒然惡寒毛聳之證，乃太陽膀胱表氣為暑所傷而然也。手足厥逆者，乃暑傷氣，氣傷不能達四肢則寒也。小有勞身即發熱，口開前板齒燥者，乃勞則動熱，暑熱益烈傷陰液也此皆中暍危證若以發熱無汗惡寒身痛誤為傷寒之表妄行發汗則表氣愈虛惡寒更甚也若以手足逆冷誤為陽虛妄加温鍼則暑邪愈盛發熱更熾也若以壯熱齒乾誤為胃火而數下之則水源竭澁尿淋窘甚也凡此之證皆中暍妄行汗下温鍼致變惟宜以白虎加人參湯主之或人參湯調辰砂六一散亦可也

成無己曰經云因於暑汗煩則喘喝口開謂喘喝不止故前板齒燥

程知曰人身之陽以汗而外泄人身之陰以

熱而内竭故暍證禁用汗下溫針謂汗則傷陽下則傷陰溫鍼則引火内入也

張錫駒曰洒洒者惡寒之象也毛聳者毫毛豎起也

章楠曰人身分六經辨表裏之淺深分三焦定上下之部位而藏府經絡氣血流行四通八達故上焦外通太陽陽明中焦外通少陽太陰下焦外通少陰厥陰此上下表裏互相貫注者也營行脉中衛行脉外營衛之氣内出于脾胃外絡於太陽而上焦即為太陽陽明之裡也暍者暑也暑由口鼻吸受而入膜

原仲景標太陽中暍者中於太陽之裡而在上焦即膜系之地也所以不言上焦者上焦統太陽陽明兩經太陽淺而陽明深邪必先受淺處故標太陽而與風寒之中於太陽之表者實不同也夫傷寒傳陽明化熱方用白虎湯今太陽中暍而用白虎湯可見其邪不在太陽之表而在太陽之裡逼近胃口故現身熱而渴之陽明證即當用白虎湯也後世不明暑邪之源流任意亂治此條無方灤因書有殘缺之故按本證未經誤治以先宜五苓散或後世之藿香正氣散皆為合法因其

溼邪所閉也如東垣之清暑益氣湯則大補而閉其邪或以白虎湯則又太涼而過其溼皆非所宜也

徐彬曰此即潔古所謂靜而得之為中暑為陰證也東垣主大順散庶近之然輕重不同亦勿泥或可吐吐之

柯琴曰此東垣補中益氣深合仲景心也

唐宗海曰此非中暍之陰證也既曰陰寒而又曰虛而有熱義實難通蓋此節以弦細芤遲之脈為主言其人素虛而驟得此熱暍之病也故以汗下溫鍼為戒謂其人素虛寒則

四百十三

可謂其人中陰暑則不可陰暑二字皆後世之謬說萬不可引入仲景書中

王士雄曰此熱爍津枯之候雖身重惡寒豈可再投清暑益氣湯五苓散藿香正氣丸辛温燥烈以重劫其陰液乎東垣虛谷之言貽誤後人不淺然仲景雖未立方而甘涼撤熱存津之當用已可不言而喻矣趙氏方氏主用白虎加人參湯殆從三陽合病比例而出似亦近理

太陽中暍者身熱疼重而脈微弱此以夏月傷冷水水行皮中所致也

金鑑曰太陽中暍身重熱疼者暑傷形也脉微弱者暑傷氣也以此證脉按之亦其人夏月感暑喜貪風凉過飲冷水水氣輸行皮中表為邪束不得汗泄所致也此時即以香薷飲大順散汗之可立愈也若因循不治則水氣既不得外泄於表而作腫勢必內攻於裡而喘脹矣是又當以葶藶大棗湯或瓜蒂散一物散下之也上條戒人不可汗下此條示人宜當汗下仲景之法多是如此蓋恐人固執失宜也

方有執曰身熱疼重而曰夏月傷冷水水行

皮中所致者土主肌肉而惡濕水滲土而蒸發也脉微弱者熱則血乾而氣耗也然夏月飲水人之常事而曰傷何哉良由暑迫飲之過多或得之冷水澡洗暑反內入也

張路玉曰按論暍三條首言動而得之之病謂中暍屬外因次言靜而得之之病雖曰中暍實暑病也屬內因末言因熱傷冷之病乃中暍之變證屬不內外因不得以三者混稱也

程郊倩曰可見中暍之病大都陽氣在表而中虛冷所以身熱疼重而脉微弱夏月飲冷水裡陰鬱住表陽水氣不得宣洩而行于皮

中多有此証此則開欝宣陽又為帽證中增一義也

尤在涇曰暑之中人也陰虛而多火者暑即寓于火之中為汗出而煩渴陽虛而多濕者暑即伏於濕之內為身熱而疼重故暑病恒以濕為病而治濕即所以治暑故金匱以一物瓜蒂散去身面四肢之水水去而暑無所依將不治而自解此中暑兼濕之証也

柯琴曰中暑與傷寒迥殊而亦有因于傷寒者太陽之氣在天為寒在地為水冬月之傷寒傷于天之寒風夏月之傷寒傷于地之寒

水也脈微亡陽脈弱發熱此身熱脈微本是暑傷于氣而疼重惡寒實由于寒水沐浴留在皮膚而然亦是傷寒所致也金匱用瓜蒂散非是宜五苓散藿香飲之類

章楠曰此又申明濕重於熱之證而因有不前條脈弦細芤遲是濕火交混之邪由表而入故惡寒此脈微弱者因受暑發熱熱盛而多飲冷水水漬胃氣外行皮中以脾胃主肌肉皮中者肌肉也故身熱而疼重水遏其中氣而脈微弱故以瓜蒂湯吐之吐之則陽氣升氣伸則在內之水上下分消在表之水化

汗而泄其熱亦隨之而去矣或曰院云水行皮中豈非由浴於冷水所致乎余曰非也若浴冷水而傷表陽則必惡寒而脉緊當用解表之藥矣今無惡寒而不用表藥可知其水非從表入也因營氣起于中焦而行脉中冷水過之營氣不達故脉微弱其水漸隨胃氣而行皮中故身熱疼重也仲景雖止三條而暑邪之源流病因之别異證狀之變化已極詳明學者能於此而熟玩深究之則治暑之道思過半矣夫濕多則為陰暑故脉多微弱或弦細芤遲若不明此理以脉弱為虚而用

補法不知反閉其邪如油入麵其邪輕者因乍寒乍熱困倦食少口干無味夜不能寐更似虛勞醫者不悟或告以伏邪之故病者反不能信遂致死者有之衆醫聚議詫為奇病其邪重者補之即變閉痾而死者多矣蓋因東垣之辨內傷外感也其曰外感手背熱內傷手心熱外感頭痛不止內傷時痛時止外感脉盛內傷脉虛殊不知暑病邪在脾胃其手心無不熱也自汗出其手背不熱也濕熱相蒸勞動則熱動而頭痛靜息則熱伏而不痛故亦時痛時止也熱傷氣者脉則虛大無

力白虎陽證也濕閉清陽脉則微弱弦細芤遲五苓散瓜蒂湯證也

朱奉議曰夏月發熱惡寒頭痛身體肢節痛重其脉洪盛者熱病也夏月自汗惡寒身熱而渴其脉微弱者中暑也

王士雄曰按此注之熱病乃夏至後所發之伏邪也內經亦謂之暑病中暑者夏月外感之熱病亦曰中暍病有內外之殊脉有洪微之別是微弱本暍脉惟身重為濕候後條雖亦身重而口開齒燥暑熱內熾已極似宜急與甘寒救液也

辨霍亂病篇大意 并新法

金鑑曰霍乱者因風寒暑熱飲食生冷之邪雜揉交病於中正不能拒一任邪之揮霍撩亂故令三焦混淆清濁相干亂于腸胃也表甚則有頭痛身痛發熱惡寒之證裡甚則有嘔吐瀉利腹中大痛之證寒甚則轉筋厥逆冷汗暑甚則大渴引飲不已病既不同治亦各異也又如欲吐不吐欲瀉不瀉心腹大痛名曰乾霍乱又名攪腸痧若舌捲筋縮則卵陰入腹难治也○霍乱之病清濁相干故心腹大痛吐瀉也藿香正氣湯暑則吐多合香

薷飲名二香湯濕則瀉多加茅朮暑熱甚者用辰砂六一散或五苓散加石羔滑石寒水石名甘露飲寒極肢冷脉伏者用炮川烏川附合理中湯

程應旄曰六經之前有痓濕暍以其病陽而脉則陰在傷寒別為一病不嫌其為陰也六經之後有霍乱以其病陰而證則陽在傷寒混為一病最惡其為陽也名曰霍乱雜指病言然撩乱六經莫此為甚則亦比之為羑為鄭之意云乎

張石頑曰嘔吐瀉泄者濕土之變轉筋者風

木之變也遏土爲風木所尅則爲霍亂轉筋平胃散加木瓜主之有一毫口渴則是伏熱種種燥熱之藥悮服即死雖五苓散之桂亦宜酌用

魏荔彤曰傷寒者外感病霍亂内傷也傷寒之發熱頭痛身疼惡寒風寒在營衛霍亂之頭痛身疼惡寒必兼吐下風寒在胃府也風寒外邪何以遽入于胃府則平日中氣虚歉暴感風寒透表入裡爲病于内因其爲風寒客邪故發熱頭痛與傷寒同因其暴感胃府故兼吐利與傷寒異此二病分關之源頭也

、徐靈胎曰霍乱之症皆由寒熱之氣不和陰陽拒格上下不通水火不濟之所致五苓所以分其清濁理中所以壯其陽氣皆中焦之治法也。按轉筋之病金匱有雞屎白散一方附脚氣從下而轉筋之症不一有平時常轉筋者有霍乱轉筋者并有轉筋入腹者當用木瓜吳萸等藥及外治湯熨之法以備選擇

、吳鞠通曰濕傷脾胃兩陽既吐且痢寒熱身痛或不寒熱但腹中痛名曰霍乱寒多不欲飲水者理中湯主之熱多欲飲水者五苓散

主之吐利汗出發熱惡寒四肢拘急手足厥冷四逆湯主之利吐止而身痛不休者宜桂枝湯小和之如霍亂兼轉筋者五苓散加防己桂枝米仁木瓜主之寒盛脉緊者再加附子

章楠曰霍亂者吐利交作揮霍撩亂也仲景論者由風寒濕邪所致與溫暑霍亂不同何以見之即如下條云傷寒其脉微濇者本是霍亂今是傷寒蓋謂初由寒濕傷脾胃而霍亂今復傷外寒以其中氣先傷而脉微濇也故當與太陰篇證治合參者也若溫暑病由

風火挾濕穢而成霍乱其邪不同方藥各別

夫暑温霍乱義詳薛氏濕熱條辨中

吳坤安曰論云霍亂頭痛發熱身疼痛又云嘔吐而利名霍乱又云頭痛身疼惡寒吐利名曰霍乱合觀之則霍乱之症始論蓋亦傷寒之類耳其治法則云熱多欲飲水者五苓散主之寒多不用水者理中湯主之按此皆由陽陰不和上下拒格不通所致五苓所以分其清濁理中所以壯其陽氣皆中焦之治也参類方註

凡霍亂腹痛吐瀉脉見結促代或隱伏或洪

大皆不可斷為死果脉来微細欲絶少氣不語舌捲囊縮者不治

内經云陰陽易位曰霍升降失常曰亂按此症四時俱有夏秋尤多大抵中宫必有飲食停滯外犯暑濕痧穢之邪阻塞中焦以致清不升濁不得降陰陽錯亂得而成斯症或吐瀉並作或吐而不瀉或利而不吐或先吐後瀉總屬中焦之病邪上越則吐下泄則瀉不必分屬三焦

感寒　六脉沉遲口不渴小便清利吐瀉並作或兼腹痛此名濕霍乱寒邪重也宜藿香

正氣散出入　若大吐大瀉六脉俱伏手足厥冷舌胎黑滑者太陰中寒也作陰霍亂治理中湯加附子

吸着　面赤口渴或乾嘔或吐瀉舌胎微黄而燥或白中兼紅胸悶腹痛此口鼻吸入穢暑而成也宜辰砂六一散加枳實厚朴川連鬱金之類

暑濕兼穢　如觸暑濕痧穢而成霍乱腹中絞痛嘔惡吐瀉宜清暑熱兼芳香逐穢如廣藿梗川鬱金厚朴枳實菖蒲檳榔赤苓滑石腹皮通草之類

濕熱　者酒之人濕熱内著中宮阻塞而成霍乱吐瀉不得二便俱秘嘔悪不止宜瀉心法如半夏橘红川連枳實梔子豆豉滑石粉茯苓皮茵陈澤瀉之類須戒其斷米飲甜膩之物以待中宮清肅否難藥弗效也

食挾暑秽　如胃中已停飲食更兼吸入暑秽其勢必劇腹痛絶悶吐瀉不得絞痛舌黄燥厚煩渴便秘急宜清疎中宮加藿梗厚朴川連枳實查肉麥芽欝金青皮草蔻滑石之類主之如未效腹中板实大痛不堪二便不通舌胎黄厚燥刺脉弦滑有力此邪结于腸

胃中也大承氣湯下之如年高氣弱須用枳實梹榔生大黄生梨鮮生地以養腸胃之陰緩下之可也俟通之後仍戒其勿進米飲甜膩之物只用芦穄湯養之和之恐餘邪未清故也

胃傷生冷　如過食生冷以致心腹脹滿痛瀉不已宜理中加青陳厚朴木香丸舌潤口不渴右脉沉遲是也

凡霍乱症無非暑濕痧穢飲食凝結而成忌一切甘膩之物尤忌熱油氣犯之必復患者須遠庖廚坑厠等處使不犯油氣穢氣方可

調治　凡霍乱症大忌飲食即米飲下咽亦死熱湯亦忌并忌一切甜膩滋補及辛辣之物惟清爽鬆利之物可食如花紅枇杷生梨嫩藕之類

霍乱轉筋　不拘因寒因暑總加木瓜于藥内利其轉筋自止　若吐瀉已定而筋尚縮是耗其津液而然也宜養液舒筋如鮮生地花粉鉤藤米仁木瓜之類

陰霍乱　凡霍乱實熱症皆中焦胃病寒症即胃傷生冷太陰感寒是也治法俱見前陰霍亂者乃少陰症初起吐利脉沉伏手足冷

其舌形胖嫩淡紅不渴者是也四逆陽理陰煎之類察其剛宜柔投之○如見舌胎紫色而乾口渴乾嘔者當以金水六君煎和之如見舌形胖嫩而色黑滑者是太陰中寒理中症也不可認作少陰　凡治太陰藥宜剛治少陰藥宜溫潤

有少陰傷寒先從吐瀉而起但看舌形紫色無胎或舌中微白而四畔紅絳六脉沉細似寒非寒者即是少陰傷寒治當益陰和中不可作霍亂治　凡病起吐瀉而舌上有胎或黃或白者方是霍亂否則癍疹未透也綠二

症中有濕熱之邪故生胎少陰乃虛症所發故舌但紫絳或淡紅而無胎臨症辨之

凡霍乱吐瀉發于夏秋之間要察其暑濕積食之邪爲治若治之不效或兼呃吐煩悶脉伏足冷之症者又當察其是否痧瘀疫欬不可草率也

乾霍乱　欲吐不吐欲瀉不瀉腹痛欲死俗名絞腸痧是也急用淡鹽湯或葱豉水用鵞羽探吐得吐則生不吐者死吐後用理氣和中清熱之品治之　如已成閉症神昏不語放痧刮痧之法亦不效者急以鹽填滿臍孔

灸之不計壯數　毒氣以下行為快　景岳刮痧法　次見痞滿燥實　臍旁耕痛不可忍者　下症也　急以承氣湯下之　此以提吐為逆　達下為順也

凡乾霍乱　神昏不語　六脉沉伏　兼火清　兼寒當溫　但當察其唇齒舌胎之燥潤以別之

霍乱發躁　地漿水冷服之　凡霍乱後不可驟食猪肉　恐屡次發痧　內經云食肉則復　蓋可知也

費伯雄曰　暑月受邪　犇于中焦　上吐下瀉　手足厥冷　筋脉抽掣　化逆湯主之　黄連　吳萸　厚

四百一三

朴青皮藿香木瓜木香白蔻檳活烏藥蕤藭

茯苓

問曰病有霍亂者何答曰嘔吐而利名曰霍亂

金鑑曰問曰病有霍亂者其狀何如答曰卒然嘔吐瀉利者是名霍亂也

成無已曰三焦者水穀之道路邪在上焦則吐而不利在下焦則利而不吐在中焦必既吐且利以飲食不節寒熱不調清濁相干陰陽乖隔而成霍亂輕者只曰吐瀉重者揮霍撩亂故曰霍亂

尤在涇曰此設為問答以明霍亂之病謂邪

在上者多吐，邪在下者多利，邪在中焦，上逆為嘔吐，復下注而利者，則為霍乱。成于頃刻，变動不安，而其發熱惡寒，亦與陽明相類也。

方有執曰：霍，吐也；乱，雜乱也。靈樞曰：清氣在陰，濁氣在陽，清濁相干，亂于腸胃，則為霍乱是也。

周揚俊曰：此章以霍乱為问，不兼外感者也。蓋霍乱為胃家寒物鬱滯，此血未病而氣病者，惟脾阻而不能動，氣逆遏而不能舒，中脘隔滯，勢必上逆為嘔吐，又必下奔為利，此三焦皆邪，陰陽乖舛矣。

程郊倩曰：凡病至而能奠安治定者，全藉中焦脾胃之氣為之主。今則邪犯中焦，卒然而起，致令脾胃失其主持，一任邪之揮霍，嘔吐下利，無論受寒、中暑及夾飲食之邪，皆屬中氣乖張，陰邪來復，變治為亂之象，與傷寒毫無干涉。定亂先須正名也。

章楠曰：太陰篇云「太陰之為病，腹滿而吐，食不下，自利益甚，時腹自痛」，可知霍亂之邪雖各不同，乃同屬脾胃之病，治之必當辨其虛實寒熱。其由寒濕之邪所致者，故當與傷寒太陰篇選治參合，不可與溫暑病牽混也。

此條傷寒論輯義第三百八十八條

問曰病發熱頭痛身疼惡寒吐利者此屬何病

答曰此名霍亂自吐已又利止復更發熱也

金鑑曰此承上條以詳出其證也頭痛身疼發熱惡寒在表之風寒暑熱為病也嘔吐瀉利在裡之飲食生冷為病也具此證者名曰霍亂若自嘔吐已又瀉利止仍有頭痛身疼惡寒更復發熱是裡解而表不解也宜用藿香正氣湯或香薷飲散而和之可也若不頭痛身疼惡寒吐瀉汗出發熱渴而引飲是表解而裡未解也宜辰砂六一散或白虎加人

參陽補而清之可也

方有執曰：發熱頭痛身疼惡寒，外感也；吐利，內傷也。上以病名求病證，此以病證實病名，反覆詳明之意。

程郊倩曰：霍亂之證，僅見嘔吐而利，誰不知責重中焦者？若病有發熱頭痛身疼惡寒，夾此吐利而來，表裏之間，倉卒難辨，故從屬定名，破去傷寒之稱，名曰霍亂，不欲人以表惑裏也。

沈明宗曰：吐利已止，復更發熱，乃裏氣和而表邪未解，當從解表之法；或無表證，但有腹

痛吐利此為裡邪未解當以和裡為主

尤在涇曰此即上條之意而詳言之蓋霍亂之病本自外來以其人中氣不足邪得乘虛入裡傷於脾胃而作吐利所以有發熱頭痛身疼惡寒之證或邪氣直侵脾胃先自吐下迨利止裡和則邪氣復還之表而為發熱今人吐利之後往往發熱煩渴者是也

章楠曰發熱頭痛身痛惡寒者風寒濕邪在表也而又吐利交作者邪在陽明太陰內外出入邪入於陰則吐利交作邪出於陽則吐已利止復更發熱也

四百三三

周揚俊曰按發熱頭痛惡寒身疼外感也更吐且利内傷也然何以不曰傷寒而名霍乱傷寒亦有吐利相兼之候然必傳至陰経始有此證必無同時并至之理故霍乱則既吐復利腹中必痛甚至转筋此證爲急遂至霍乱而不定外感也吐利止而更發熱者乃攻其表從其見證以為施治

此條傷寒論輯義第三百八十九條霍乱门

霍乱頭痛發熱身疼痛熱多欲飲水者五苓散主之寒多不用水者理中丸主之

金鑑曰霍乱者水飲内發故吐瀉交作也風

寒外襲故頭痛發熱身疼痛也熱多欲飲水者是飲熱也主五苓散以兩解其飲熱若不欲飲水者是中寒也主理中丸即理中湯和劑作丸也

、方有執曰霍亂熱多欲飲水者陽邪盛也寒多不用水者陰邪盛也五苓散者水行則熱瀉是兩解之謂也理治也料理之謂中裡也裡陰之謂參朮之甘温裡也甘草甘平和中也乾姜辛熱散寒也

、沈明宗曰此言霍亂須分寒熱而治也頭痛發熱身疼痛者風寒傷于表也外風而挾内

熱飲食以致吐利必欲飲水當以五苓散兩解表裡使邪從汗出裡邪即從小便而去不欲飲水者寒多無熱胃陽氣衰當以理中丸溫中散寒為主此以表裡寒熱辨證治病也

尤在涇曰霍亂該吐下而言頭痛發熱身疼痛則霍亂之表證也而有熱多寒少之分以中焦為陰陽之交故或從陽而多熱或從陰而多寒也熱多則渴欲飲水故與五苓散去水而洩熱寒多則不能勝水而不欲飲故與理中丸燠土以勝水

周揚俊曰此又申兼外感之證有熱多寒多

之辨而後施治始無悞也外邪皆熱邪也入裡已久必渴而喜飲冷故用五苓兩解之法何也有熱得滲洩從水道去經邪得桂枝從汗解若不渴飲知為裡寒自宜理中之溫健脾氣則吐利自止蓋寒濕得溫則散也

徐大椿曰嘔吐而利名曰霍亂又云頭痛身痛惡寒吐利名曰霍亂合觀之則霍亂之症始備蓋亦傷寒之類後人以暑月之吐利當之而亦用理中更造為大順散者皆繆之論也欲飲水者熱勝寒之霍亂不欲水者寒勝熱之霍亂〇按霍亂之症皆由寒熱之氣不

和陰陽拒格上下不通水火不濟之所致五苓所以分其清濁理中所以壯其陽氣皆中焦之治法也

章楠曰霍亂吐利病屬脾胃雖有發熱頭痛身疼之表證必當治裡爲主若攻表則内氣不振表氣徒傷而邪不解故傷寒條云下利清穀不可攻表汗出必脹滿同屬一理也此與溫暑之霍亂迥異也

此條傷寒論輯義第三百九十二條霍亂篇

理中丸方

人參三兩　乾姜三兩　甘草炙三兩　白朮三兩

右四味擣篩為末蜜和為丸如雞子黃大以沸湯數合和一丸研碎溫服之日三四服夜二服腹中未熱益至三四丸然不及湯方法以四物依兩數切用水八升煮取三升去滓溫服一升日服若臍上築者腎氣動也去朮加桂四兩吐多者去朮加生姜二兩下多者還用朮悸者加茯苓二兩渴欲飲水者加朮足前成四兩半腹中痛者加人參足前成四兩半寒者加乾姜足前成四兩半腹滿去朮加附子一枚服湯後如食頃飲熱粥一升許微自溫勿揭衣被

四百三四

喜震名曰大病瘥後喜唾之不了了胃上有寒當以丸藥理之宜理中丸霍亂頭痛發熱身疼痛寒多不用水者宜理中湯蓋理中者理中焦之寒也寒在胃上取丸藥之緩逗留于上以溫胃而散寒若寒勝熱之霍亂利在急溫則不宜丸而宜湯緩宜丸急宜湯此先聖之成法不可紊也加減之法與小青龍小柴胡加減法同義宜當細玩不得草草讀過

吐利止而身痛不休者當消息和解其外宜桂枝湯小和之

金鑑曰霍亂吐利已止而身痛不休者此裡

和而表未和當消息輕重以治之故宜桂枝湯小汗以和其外也

方有執曰吐利止裡和也身痛表退而新虚也消息猶言斟酌也桂枝湯固衛以和表也小和言少少與服不令過度之意也

程應旄曰吐利俱止毫無霍亂證也僅是身痛不休方可從桂枝例一和解其外以其中有芍葯之寒故猶當消息猶曰小和况吐利未止敢恣意於寒涼也哉

張錫駒曰本經凡言小和微和者謂微邪而毋庸大攻也

尤在涇曰外台云裡和表病汗之則愈也曰消息曰小和之者以吐利之餘裡氣已傷故必消息其可汗而後汗之亦不可大汗而可小和之也

章楠曰吐利止則裡已和身痛不休者營衛傷而表邪未淨也當消息審察宜桂枝湯和營衛以解外邪

徐靈胎曰裡症除而表症猶在仍宜用桂枝法輕其劑而加減之可也

陳脩園曰此言裡和而表未和也消息二字二字最妙不然恐四逆桂枝新加湯證與此

四百三五

證只差一黍

此條傷寒論辯義第三百九十三條

吐利發汗脉平小煩者以新虚不勝穀氣故也

金鑑曰霍亂吐已利斷汗出已止脉平和者内外俱觧也法當食食之小煩者以吐下後新虚不勝穀氣故也節其飲食自可愈矣

鄭重光曰吐利發汗脉平除退陽回乃有此象猶以新虚不勝穀氣而致小煩蓋霍乱吐利肸時不可便與飲食以胃氣逆反倉廩未固不可便置米穀耳

張錫駒曰霍乱一病夏秋最多是風寒暑溼

之邪中人皆能病霍亂非止一寒邪也若吐利過甚損傷中焦之氣以致陰陽間隔手足厥冷脈微欲絶不多飲水者無分寒暑皆宜四逆理中治之蓋邪盛而正實者當瀉其邪而正衰者宜扶其正況夏月之時陽氣浮于外陰氣伏于内復以冷風寒其形冷水寒其胃内外皆寒風暑之邪未有不乘虚入于陰經者所以夏月祇有陰證而無傷寒今人患暑證死而手足指甲皆青者陰證也古人以大順散治暑良有以也

尤在涇曰吐利之後發汗已而脈平者為邪

已解也邪解則不當煩而小煩者此非邪氣所致以吐下後胃氣新虛不能消穀〻減氣衰故令小煩是當和養胃氣而不可更攻邪氣者也

周揚俊曰霍乱脉伏者有之微濇者最多以胃中寒渫然吐利而陰陽兩虚也今脉平已愈矣反小煩者正以吐利後津液一傷汗後津液再傷穀氣入則府藏為之不勝也所以霍乱時有得穀則死之戒耳

此條傷寒論輯義第三百九十七條元霍乱一门空恭醫部全錄及王氏霍亂論最詳

四百三六

辨差後勞復食復陰陽易病篇大意

金鑑曰傷寒新愈起居作勞因而復病謂之勞復强食穀食因而復病謂之食復男女交接復而自病謂之房勞復男女交接相易爲病謂之陰陽易謂男傳不病之女女傳不病之男有如交易也蓋因其人新差餘邪伏于胞府未經悉解故犯之輒復也

大病差後勞復者枳實梔子豉湯主之若有宿食者加大黄如博棋子五六枚

金鑑曰大病差後謂傷寒病新差後也勞復者謂起居作勞復病非房勞復也宜枳實梔

子豉湯主之溫覆令微似汗自愈不取其涌者以熱不在胸而在經也若因過食復病者謂之食復以有宿食也宜枳實梔子豉湯加大黄下之

成無己曰勞復則熱氣浮越與枳實梔子豉湯以解之食復則胃有宿食加大黄以下之

王肯堂曰傷寒之邪自外入勞復之邪自内發

紓詒曰按所言勞復者三字何所指也然必問從前所病者是何經之病其時用何藥而愈今復病者與前無異自當照前用藥此一

定之理也何得但言勞復者三字即投梔子豉實湯于理不合

尤在涇曰大病新差血氣未復餘熱未盡而强力作勞因復發熱者名曰勞復為其餘熱之氣因勞而外浮也梔子枳實所以下熱豆豉所以散熱蓋亦表裡之剂而氣味輕薄適宜於病後復發之体耳若有宿食者名曰食復内經所謂食肉則復多食則遺也故于枳實梔子豉湯中少加大黄以逐其宿食

周揚俊曰重邪初退正氣未復强力作勞因而生熱猶云又病非重發前病也

張路玉曰勞復乃起居作勞復生餘熱之病方註作女勞復大謬女勞復者自犯傷寒後御女之大戒多死少生豈有反用下泄之理太陽下篇下後身熱或汗吐下後虛煩無奈用本湯之若以吐撤其邪此非用吐法也乃加枳寔於梔子豉中以發其微汗而袪胸中虛熱正內經火淫所勝以苦發之之義若有宿食留結急加大黃下奪之不可稍延則熱持不去真陰益困矣

徐大椿曰勞復乃病後之餘症不在吐法故取微汗枳實梔子湯主之○勞復因病後氣

虛邪氣又結於上焦其症不一故不著其病形散其上焦之邪足矣後人以峻補之劑治勞復則病變百出矣○勞復之有宿食者治食復之法亦在其中矣○可吐篇云宿食在上脘當吐之○按梔子湯加減七方既不注定何經亦不專治何誤總由汗吐下之後正氣已虛尚有痰涎滯氣凝結上焦非汗下之所能除經所云在上者因而越之則不動經氣而止不重傷此為最便乃不易之法也古方梔子皆生用故入口即吐後人作湯以梔子炒黑不復作吐全失梔子之意然服之於

四百七三

虚煩証亦有驗想其清肺除煩之性故在也
終當從古法生用爲妙
張隱菴曰今之醫輩凡遇此證無不以補中
益氣湯誤之也
此條傷寒論輯義第三百九十九條
傷寒差已後更發熱者小柴胡湯主之脉浮者
以汗解之脉沉實者以下解之
金鑑曰此承上條詳言證脉以别其治也傷
寒差已後更復發熱者雖有勞復食復之别
然必分或宜和或宜下之或宜汗不同如脉浮
有表當以汗解者用以梔子枳實湯汗之脉

沉有裡者當以下解者用枳實梔子豉加大黄湯下之若無表證當和解之者用小柴胡湯和之對證施治斯為合法

方有執曰此示病後不謹調理致復之大法脉浮有所重感者也脉沉飲食失節也

魏荔彤曰大病後不宜大汗喻註謂枳寔梔豉湯以微汗是也大病不宜大下喻註枳實梔豉湯加大黄以微下是也然亦有不能盡該者凡於汗下之中留心其為大病之後庶治復病而不礙於大病後也

徐大椿曰此復症也非勞復非女勞復乃正

氣不充餘邪未盡留在半表半裡之間故亦用小柴胡復病治法明著于此後世議論不一皆非正治○復症之中更當考此二脉如果脉見浮象則邪留在太陽當用汗法如脉見沉實則裡邪未盡當用下法但汗下不著方名者因汗下之法不一醫者於麻黄桂枝及承氣大柴胡等方對症之輕重擇而用之則無不中病矣

此條傷寒論輯義第四百條差後篇

枳實梔子豉湯方

枳實三枚炙　梔子十四枚　香豉一升綿裹

右三味以清漿水七升空煮取四升内枳實梔子煮取二升下豉更煮五六沸去滓温分再服覆令微似汗

金鑑曰是方也用清漿水七升空煮至四升者是欲水之熟而趨下不欲上涌作吐也下豉煮五六沸即去滓者取其清腐之氣走表易于取汗也太陽用之以作吐勞復用之以作汗仲景用方之妙藥味雖同煎法各異故施用不同也於此可類推矣

方有執曰大邪初退血氣新虚起居作勞復生餘熱乃用苦寒以發其微汗者以勞傷之

四百三八

復熱與初病之實熱不同倫也
愚按東南稟濕熱之人患病傷寒不任大剂麻黄湯峻發其汗况濕家有犯大汗之禁余臨證以来擬梔子豉湯或加薄荷豆卷之類往往獲效也然余亦非好用輕剂而畏重剂閱臨證指南自知也哉

大病差後從腰以下有水氣者牡蠣澤瀉散主之

金鑑曰傷寒病差後從腰以下腫者是有水氣也宜牡蠣澤瀉散峻逐水氣也恐緩則水盛必上犯陽部也

成無已曰大病差後脾胃氣虚不能制約腎水水溢下焦故腰以下為腫也金匱要略云腰以下腫當利小便與此湯利小便而散水可也

尤在涇曰大病新差而腰以下腫滿者此必病中飲水過多熱邪雖解水氣不行浸漬于下而肌肉腫滿也是當以急逐水邪為法也不用湯而用散者急藥緩用且不使助水氣也若驟用補脾之法恐脾氣轉滯而水氣轉盛宜不消溢為患

呂震名曰大病差後津液已傷而從腰以下

有水氣是水畜於陰分也水蓄陰分非鹹不降也為散服者亦以病後當從緩治也

此條傷寒論輯義第四百零一條（差後之篇）

牡蠣澤瀉散方

牡蠣熬　澤瀉　蜀漆煖水洗去腥

葶藶子炒　海藻洗　商陸根熬（商陸入煎則殺人）

栝樓根各等分

右七味異擣下篩為散更於臼中治之白飲和服方寸匕日三服小便利止後服

金鑑曰水停於內外泛作腫腰以上者當汗之小青龍越婢是也腰以下者當利小便此方

施之於形氣實者其腫可隨愈也若病後土虛不能制水腎虛不能行水則又當别論慎不可服也

周揚俊曰牡蠣澤瀉海藻鹹能走腎脊泄邪而不泄正者也葶藶商陸苦能利水水祛而腫自除也栝蔞苦以徹熱蜀漆辛而能散不使少有遲滯使新虛之人復至水勢泛溢也

徐大椿曰此治水病之主方

陳蔚曰此方用散不可作湯以商陸水煎服殺人

大病差後喜唾久不了了者胃上有寒當以圓

藥溫之宜理中圓

金鑑曰大病差後喜唾久不了了者胃中虛寒不能運化津液聚而成唾故唾日久無已時也宜理中丸以溫補其胃自可已也

程知曰病後陽氣不足胃中虛寒不內津液故喜唾不了了前牡蠣澤瀉用散者欲其戀膈而下水也此理中用丸者欲其溫胃而收唾也

俞昌曰身中津液因胃寒凝結而成濁唾久而不清其人必消瘦索澤故不用湯藥蕩滌而用丸藥緩圖也

張路玉曰：傷寒差後，体虚每有遺熱，故禁温補。即間有素禀虚寒者，祇宜理中丸調理，未嘗輕用桂附也。

徐大椿曰：胃涼不藏，兼有寒飲，當緩治之，故宜理中丸。

周揚俊曰：理中者，理中焦，利在下焦，已爲非治。今寒在胃上，何宜理中乎？不知痰積膈上者，總因胃虚不能健運也。設後以逐飲破滌之藥攻之，痰即出矣，獨不慮今日之痰雖去，而明日之痰復積乎？惟温補其胃，自使陽氣得以展布，而積者去，去者不復積已。

釘詁曰此證仲景主以理中丸愚意更當加半夏砂仁開胃散逆

尤在涇曰大病差後胃陰虛者津液不生則口乾欲飲胃陽弱者津液不攝則口不渴而喜唾久不了了則宜以補益其虛以溫益其陽矣曰胃上有寒者非必有客氣也虛則寒生也理中丸補虛溫中之良劑不用湯者不欲以水氣資吐也

章楠曰喜唾者胃寒脾弱津氣不能輸化而水液上泛也以其清陽不能旋轉故久而昏沉不得了了清爽宜理中丸溫中補氣緩以

四百四十

調之也、此條解義第四百十三條差後篇

傷寒解後虛羸少氣氣逆欲吐者竹葉石羔湯主之

金鑑曰傷寒解後虛羸寒傷形也少氣熱傷氣也氣逆欲吐餘邪挾飲犯胃也故宜竹葉石羔湯益虛清熱以降逆氣也

方有執曰病後虛羸少氣脾胃未强飲食難化則痰飲易生飲停氣逆故欲吐也

程知曰傷寒解後津液不足則虛羸餘熱不盡則傷氣與竹葉石羔湯以調胃而去虛熱

蓋前條是治病後虛寒此條是治病後虛熱

也

尤在涇曰：大邪雖解，元氣未復，餘邪未盡，氣不足則生痰，熱不除則上逆，是以虛羸少食而氣逆欲吐也。竹葉石膏湯乃白虎湯之變法，以其少氣，故加參、麥之甘以益氣；以其氣逆有飲，故用半夏之辛以下逆蠲飲；且去知母之鹹寒，加竹葉之甘凉，尤於胃虛有熱者為有當耳。

章楠曰：上條是陽虛水泛，此條是熱甚氣傷，故虛羸少氣，邪熱上炎而欲吐也。故以竹葉石膏湯清肺胃之熱，其中有半夏降逆止嘔

參麥米草補氣生津也

汪琥曰：傷寒本是熱病，熱邪所耗，則精液銷爍，元氣虧損，故其人必虛羸少氣，氣逆欲吐者，氣虛不能消飲，胸中停留，故上逆而欲作吐也。與此湯以調胃氣，散熱逆。前條是胃中虛寒證，此條是胃中虛熱證。此條舊本在第四百零三條差後篇

竹葉石膏湯方

竹葉二把　石膏一斤　半夏半升，洗

人參三兩　甘草炙，二兩　粳米半升

麥冬一斤

右七味，以水一斗，煮取六升，去滓，內粳米，煮

熟湯成去米溫服一升日三服

金鑑曰是方也即白虎湯去知母加人參麥冬半夏竹葉也以大寒之劑易為清補之方此仲景白虎變方也經曰形不足者溫之以氣精不足者補之以味故用人參粳米補形氣也佐竹葉石羔清胃熱也加麥冬生津半夏降逆更逐痰飲甘草補中且以調和諸藥也

徐大椿曰此方仲景先生治傷寒愈後調養之方也其法專于滋養肺胃之陰氣以復津液蓋傷寒雖六經傳遍而汗吐下三者皆肺

四百一四

胃當之又內經曰人之傷於寒也則為病熱故滋養肺胃歧黄以至仲景不易之法也後之庸醫則用溫熱之藥峻補脾腎而千聖相傳之精義消亡盡矣

汪琥曰此方乃和解肺胃虚熱兼消停飲之劑至若胃無大熱石羔在所當去胃無停飲半夏又非所宜臨證制方不宜執也

病人脉已解而日暮微煩以病新差人强與穀脾胃氣尚弱不能消穀故令微煩損穀則愈

金鑑曰病人脉已解謂病脉悉解也惟日西微煩者以病新差强食穀早胃氣尚弱不能

消穀故令微煩不須藥也損穀自愈

方有執曰强與穀謂强其進食也損者言當節減之也

喻昌曰註家牽引日暮爲陽明之王時故以損穀爲當小下不知此論差後之證非論六經轉陽明之證也日暮即陽經日西而陽氣已衰之意所以不能消穀也不可引前條宿食輕用大黄重傷脾胃也

王鶴田曰此言差後强食而爲患中之實證也病後起居坐卧俱宜聽其自然不可勉强强則非其所欲反逆其性而不安矣不特一

食也　損減也

傷寒陰陽易之為病其人身体重少氣少腹裡急或引陰中拘攣熱上衝胸頭重不舉眼中生花膝脛拘急者燒裩散主之

金鑑曰傷寒新愈之後男女不謹犯餘事發熱復病者謂之房勞復男以六味地黃湯主之女以四物湯主之隨症加減治之可也若犯餘事男病傳女女病傳男相易為病謂之陰陽易其証身重少氣少腹急痛牽引陰中膝脛拘急或熱氣衝胸頭重不欲舉眼中生花等證皆餘毒乘虛傳易也當以燒裩散主

之

王肯堂曰房勞復病謂新差之後或尚未愈而男婦相交接復病者若同陰陽易證則從陰陽易治亦有寒熱多汗頭重目眩腹中拘急百節解離經脈緩弱筋骨痿軟不能動移精髓空虛心神恍惚遷延歲月方死者安當歸四逆湯厥者加附子寒者加吳茱萸生姜以治之

金鑑按差後男女交合而病者若無陰陽易證而有表證則不可從陰陽易治當從房事後犯風寒治汗吐下法皆不可輕用即有滋

汗症吐之證則以補中益氣湯加麻桂微汗之厥者加炮附子吐則以補中益氣湯加淡豆豉探吐之適可即止總當識此為新病之後也

方有執曰傷寒包中風而言也易猶交易變易之易言大病新差血氣未復強合陰陽則二氣交感互相換易而為病也身體重少氣真元耗竭而困倦也少腹裡急或引陰中拘攣者所易之氣內攻也熱上衝胸頭不舉眼中生花者蒸陽生熱而上蒸也膝脛拘急者脉亂而筋傷也裩襠近陰處陰陽二氣之所

聚也男女易用物各歸本也

喻昌曰病傷寒之人熱毒藏於氣血中者漸從表裡解散惟熱毒藏於骨髓之中者無由發泄故差後與不病之体交接男病傳不病之女女病傳不病之男所以名為陰陽易即交易之義也

徐大椿曰病方愈而交接則感其餘熱而疾生也

柯琴曰此證無內外因本非傷寒而冠以傷寒者原其因也無惡寒發熱之表證無胃實自利之裡因淫情之不禁而餘邪得以投其

隱移禍于不病之人，頓令一身之精氣神形，皆受慾火之為害，是不病於傷寒而病于陰陽之易也。

呂震名曰：大病差後，餘熱未盡，孫合陰陽，二氣交感，互易為病，推其本病，邪從前陰而入，仍當引其邪使驅從前陰而出，故必小便利而治愈。方中單用燒裩一味，取其氣之所感，以類相從，古所傳禁方有令人不可思議者，大率類是。此條舊本第三百九十八條陰陽易差病

燒裩散方

婦人中裩近隱處，取燒作灰，

右一味水服方寸匕日三服小便即利陰頭微腫此為愈矣婦人病取男子裩燒服

金鑑曰男女裩襠濁敗之物也燒灰用者取其通散亦同氣相求之義耳服後或汗出或小便利則愈陰頭微腫者是所易之毒從陰竅而出故腫也

差後諸病陰陽易病新法

金鑑曰新愈之後藏府氣血皆不足榮衛未通腸胃未和惟宜白粥靜養若過食胃弱难消因復煩熱名曰食復若過勞役復生煩熱名曰勞復勞復者宜枳實梔子豉湯汗之食

復者宜前湯加大黄湯下。脉浮有表者宜枳實梔子豉湯以汗解之。脉沉有裡者宜枳實梔子豉湯加大黄湯以下解之。若無表裡證者宜小柴胡湯以和解之。口燥煩渴喜唾者宜竹葉石羔湯主之。若内傷氣盛勞復者宜補中益氣湯主之。若犯内事陰頭者宜六味生乾地黄湯。氣少者倍加人參湯主之食復勞復

差後食復　吳坤安曰：傷寒熱退之後，胃氣尚虛，餘邪未盡，若納穀太驟，則運化不及，餘邪假食滯而復作也。仍發熱頭痛，煩悶不納，宜枳實梔子豉湯加生查肉、麥芽、連翹、萊菔

子等涼疏之無火舌潤不渴者調中湯亦可
耳又朱肱曰新病差多因傷食便作痞乾噫
食臭腹中雷鳴下利等症生姜瀉心湯陳
士鐸曰傷寒火退邪散胃氣和轉最忌急與
之食一得食而胃氣反閉此時即以藥下之
則胃氣大傷而火邪復熾反成不可解之症
祇以損穀則中州之地自然轉運不至阻格
方用茯苓陳皮山梔白芍神粬枳殼厚朴甘
草麥芽此方平平無奇然必待其飢餓之時
方可與服飽時服之徒滋滿悶傷寒愈後邪
已退正自虛理宜補正但脾胃弱多食補劑

恐不能受此方尚補脾腎二經不必遍補各藏而各藏無不補也 △吳又可曰新差後若因飲食所傷者或吞酸作噯或心腹滿悶而加熱者此名食復輕則損穀自愈重則消導方愈 △馬冠群曰土虛不勝穀氣則內滯而食餘邪未盡者枳實梔豉湯 關脉洪大煩渴譫語腹痛便閉或發熱宜調胃承氣湯或麻仁丸下之 愚按食復須要問其餘症如果過食肉麫完須再切脉滑實否腹中脹滿否日暮煩熱否方可決食復之症宜微微消導之但差後切不可恣意汗下又不可服溫補也

差後酒復　吳坤安曰傷寒身凉後因飲酒復熱以酒性熱有火能助餘邪故也必兼煩渴乾嘔口燥不納等證急用黄連葛花連翹生梔枳實烏梅銀花等清解之　馬冠羣曰古稱食穀則危飲酒則劇緣大病後餘熱未淨酒味辛熱助其餘邪則熱必復脉弦大者黄連解毒湯洪大者竹葉石羔湯

差後勞復　吳坤安曰傷寒差後元氣未復餘邪未清稍加勞動其熱復作即多語梳頭洗面更衣之類皆能致復既經復熱必有餘火餘邪結于中所以仲景主以枳實梔子豉

湯蓋豆豉撤表邪梔子清裡熱枳實開胸中餘邪之結凡治勞復當以此方為主如兼嘔惡痞滿加半夏竹茹如見舌黄口渴加黄芩連麴如兼飽悶挾食加查肉麥芽如兼頭痛惡寒加蘇荷葱白如兼寒熱寒多加桂枝紫苏熱多加柴芩一二劑後必復汗而解此屢試屢驗者不可妄投補中以致閉邪增病矣又可曰新差後脉證俱平但元氣未復或因梳洗沐浴或因多言妄動遂致發熱前症復起惟脉不沉實為辨此為勞復也治法輕則靜養可復重則大補氣血若誤用承氣及

寒涼剥削之劑變症蜂起宜服安神養血湯方見温疫論△王孟英曰治宜調氣血、差後昏沉、△陶氏曰傷寒、後寒熱雜症、但漸變神昏不語或睡中獨語目赤脣焦舌乾不飲水、心下無痞、心中不滿大小便如常形如醉人此熱傳手少陰心經也心火熏肺所以神昏名曰越經症宜導赤各半湯胃口有熱虛煩有熱者竹葉石羔湯加生姜△吳坤安曰傷寒差後、十餘日或半月漸致昏沉者皆緣發汗未盡餘邪在于心胞故也或兼潮熱或兼寒熱似瘧宜連翹、梔子豆豉麥冬菖蒲淡竹葉鉤丁丹參之類清之解之　王孟英曰宜用丹參白薇梔子麥冬甘草木通鹽水炒黄連竹葉硃砂燈芯細茶扶疲者花粉天竺黄石菖蒲省頭草之類或萬氏牛黄清心丸皆可采用

差後不寐　吴坤安曰傷寒熱退之後夜不欲寐者胃不和也温胆湯和之驚悸不寐者心氣虚也加棗仁遠志　王孟英曰差後不寐乃餘火擾動也陽內熾慎勿遽補清養為宜如西洋參生地麥冬黄連甘草竹葉茯神蓮子之類或加阿膠或加生雞子黄可也

王肯堂曰：差後不得眠，宜梔子烏梅湯。

差後語蹇。吳坤安曰：傷寒熱退之後，其舌轉動不靈，語言蹇澁不清者，亦係邪留肝脾所致，宜加味逍遥散去白朮，加生地、鈎藤、菖蒲、夕藜、天虫之屬。

差後耳聾。吳坤安曰：傷寒身凉後，尚有耳鳴耳聾等症，乃餘邪留于少陽故也，宜養陰藥中加銀柴胡、菖蒲、鈎丁、池菊、通草、苦丁茶、杏仁、貝母、薄荷之屬，以清解少陽之鬱火。

差後妄言。凡傷寒熱病，每有身凉熱退之後，其人如痴，言語謬妄者，此心神虚散不復

所致但當調養氣血兼治其心可也神復妄言自止

差後失音　宜二瀝湯主之竹瀝荊瀝梨汁各三合分温四服空心日晚各一服

差後盗汗　吳坤安曰傷寒差後餘熱盗汗不止者陰虚有火也當歸六黄湯加減無熱惡寒而盗汗不止者陽虚也黄芪建中湯加减自汗不止者陽虚也玉屏風加牡蠣龍骨收之　王孟英曰差後盗汗自汗多由餘熱未清心陽内熾慎勿温補清養爲宜如西洋参生地麥冬黄連小麥牡蠣冬桑叶百合竹

葉、茯苓、蓮子心之屬

差後頭痛 △ 吳坤安曰：傷寒發汗後熱勢畧減，頭痛仍在者，邪未淨也。若汗出反劇而煩躁者，必挾火挾痰，或挾癍疹未透也，宜細審之。或大汗後熱不退，脉不靜者，作危症斷之。或誤發溫病、濕溫之汗，亦反劇。

差後額熱 △ 吳坤安曰：如熱退後額熱未除，目神似覺呆鈍，此胃中餘熱未清，額屬陽明，故獨熱，宜清疏之。二陳加連翹、黃芩、山查、神粬之類，清之和之。

差後腹熱 △ 又曰：如已身凉，獨腹熱未除，此

脾火內盛也養陰藥中加生白芍自除

差後欬喘 ○吳坤安曰如熱退之後尚有欬嗽未平此餘熱在肺也宜清養肺胃之陰其喘自止如南沙參麥冬骨皮知母川貝川斛花粉茯苓杏仁桑皮蔗汁梨汁之類或加生地玉竹之屬 愚按差後欬喘盛于上晝乃肺中寒邪化火未淨宜清涼藥中稍加蜜炙麻黃二三分玉竹麥冬慎不可投 少峰補

王肯堂曰差後肺痿勞嗽唾膿血腥臭連連不止漸漸羸瘦紫菀散主之

差後吐涎沫 ○吳坤安曰此土虛不能攝水

也六君子加益智仁攝之若其稠飲自下焦漾漾而起溢出口中者此腎氣不納濁陰上泛也宜都氣飲加胡桃補骨以納之或少佐熱附以收之或佐白朮以制之　經緯云差後喜唾胃虛而有餘熱也烏梅十个非棗五枚俱去核共杵如泥加蜜為丸彈子大每用一丸噙化

差後下血　吳坤安曰傷寒差後後下血者乃失汗之餘邪也當清之生地丹皮地榆川斷槐米赤芍米仁黑荊芥之類治之自愈

差後浮腫△又曰傷寒差後肢体浮腫者脾

虛有水故也須實脾利水宜冬朮茯苓皮米仁萹豆山藥木瓜車前澤瀉之屬治之或以米仁煮粥食之　△馬冠羣曰病後腰以下至足腫而重者水氣也牡蠣澤瀉散急攻之輕者五苓散加腹皮生牡蠣治不可緩緩則上逆胸脇難救矣面腫而足不腫為胃虛養胃湯去草果但足腫而重者為脾弱節其飲食與補中益氣勿拘下腫為水之言而混治也

陰虛勞復　△吳坤安曰熱病傷陰胃氣已甦稍加勞動微挾風寒其病復作症仍頭痛發熱惡風舌燥口渴六脉浮數者此陰虛勞復

也凡復症必挾風寒外邪仍宜梔子豉湯加葱白薄荷鮮生地淡竹葉麥冬骨皮之類微汗之如兼太陽加羌活陽明加葛根少陽加柴胡

差後大便不通　差後飲食漸增而大便久不行亦無所苦此榮液未充若誤投通利死不終朝矣宜服黑脂麻潤之

差後不食　差後不欲飲食食亦不化此脾胃虛弱宜健脾養胃　王士雄曰不欲食病在胃宜養以甘凉食不化病在脾當補以溫運醫者須分別論治　汪按葉天士論脾胃

辨析最明暢余以為勝於東垣之專事升脾學者所當師法也

差後驚悸　差後驚悸屬血虛宜養血鎮驚可也王士雄曰亦有因痰熱未清者不可不知也差後怔忡乃水衰火旺心腎不交宜補水養心其實因痰者多不可不知差後多言餘熱未清宜導赤散加麥冬蓮心硃砂燈芯差後易驚夢寐不安乃餘熱挾痰也痰與氣搏故恐懼宜用竹茹黃連石菖蒲半夏胆星梔子知母茯苓旋覆花橘紅之屬

差後餘熱不退　陶氏曰傷寒餘熱不退適

用小柴胡調之溲赤澁者柴苓湯　劉河间云傷寒後虛熱不已白虎加茅术人参一服如神汗止身凉此通神之法也

差後色復　吳坤安曰傷寒差後氣血未充早犯房事則内損真氣外觸邪氣而復作也其證頭重不擧目中生花腰脇痛小腹裡急絞痛増寒發熱或陰火上衝頭面烘熱胸中煩悶是也若卵縮入腹脈離經者死舌伸出數寸者亦死宜六味飲加麥冬豆豉梔子煎湯調下燒裩散若小腹急痛脉沉足冷須用當歸四逆加吳茱萸湯煎成調下燒裩散

差後早犯女色而病者名女勞復女犯男者為男勞復宜麥冬湯主之若舌出寸餘不收名曰陽强以冰片研細糝之即縮　女勞復古方通用逍遥湯治之若見舌吐者死宜用皮燒裩散加人參當歸知母若卵腫痛倍加竹青黄連滑石生地兩頭尖韭根甘草青皮木通有粘汗而陰頭腫為效有熱加柴胡陰火上衝加黄柏知母之屬

陰陽易治同上

差後調理　吳坤安曰傷寒熱退之後宜養陰者如其人中氣虚者病退後必納穀少

運化遲或大便不實或惡心吐涎宜六君子加減和中形寒畏冷宜黃芪建中溫補之凡此症脉皆緩大舌皆白嫩可辨　如其人陰分虛者必有餘熱未盡舌燥口渴二便艱澁脉兼微數等症宜生金滋水飲或甘露飲加減養之

差後禁忌　大病後正氣未復凡飲食起居不可不慎也如酒餚甘脆生冷等物皆不可犯只宜糜粥自養少食而頻則易運化不可過飽及他有所食雖思之勿與也滿百日不作差後復症若未滿百而犯房事者不治

卷十四終

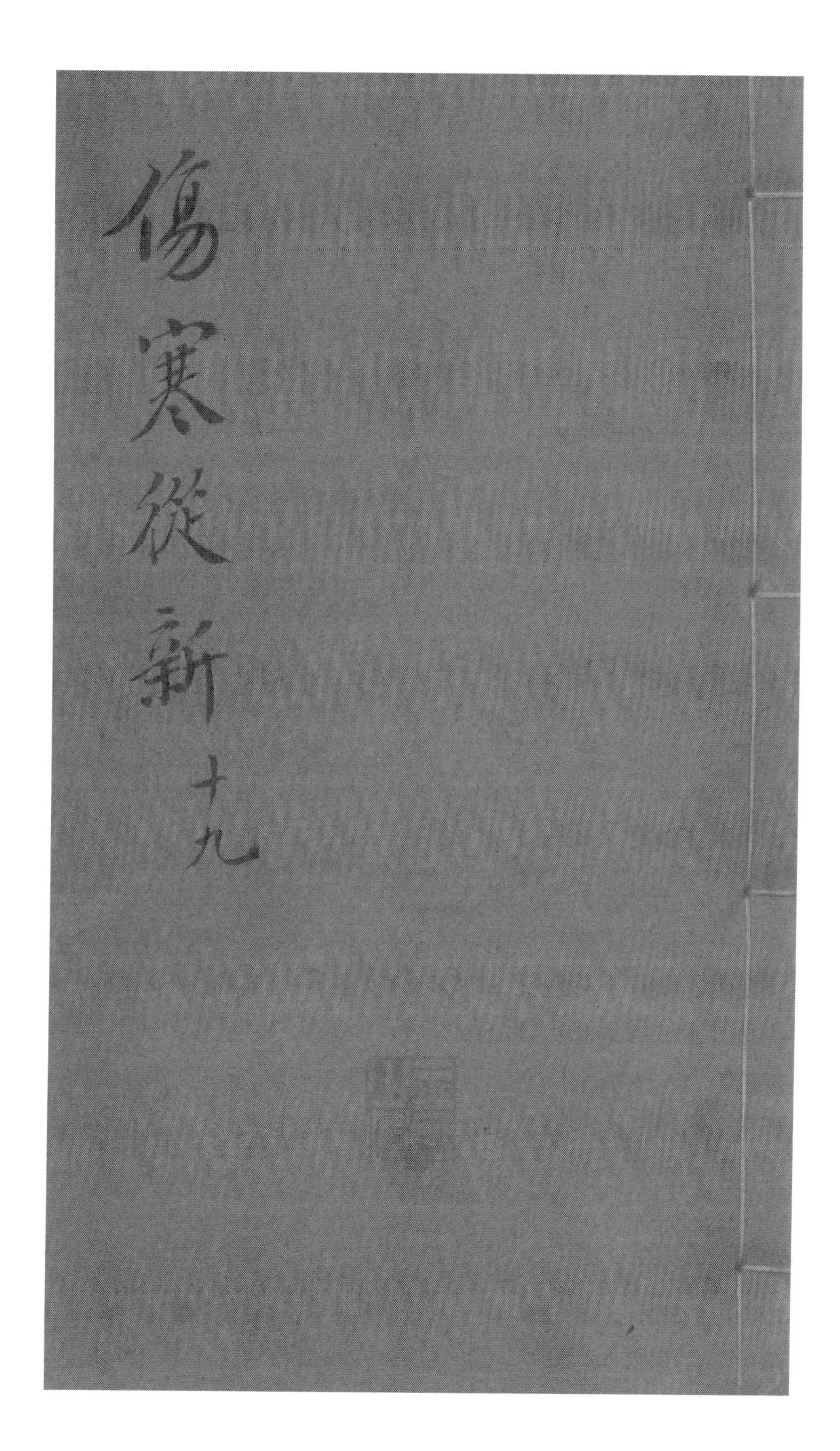
傷寒從新 十九

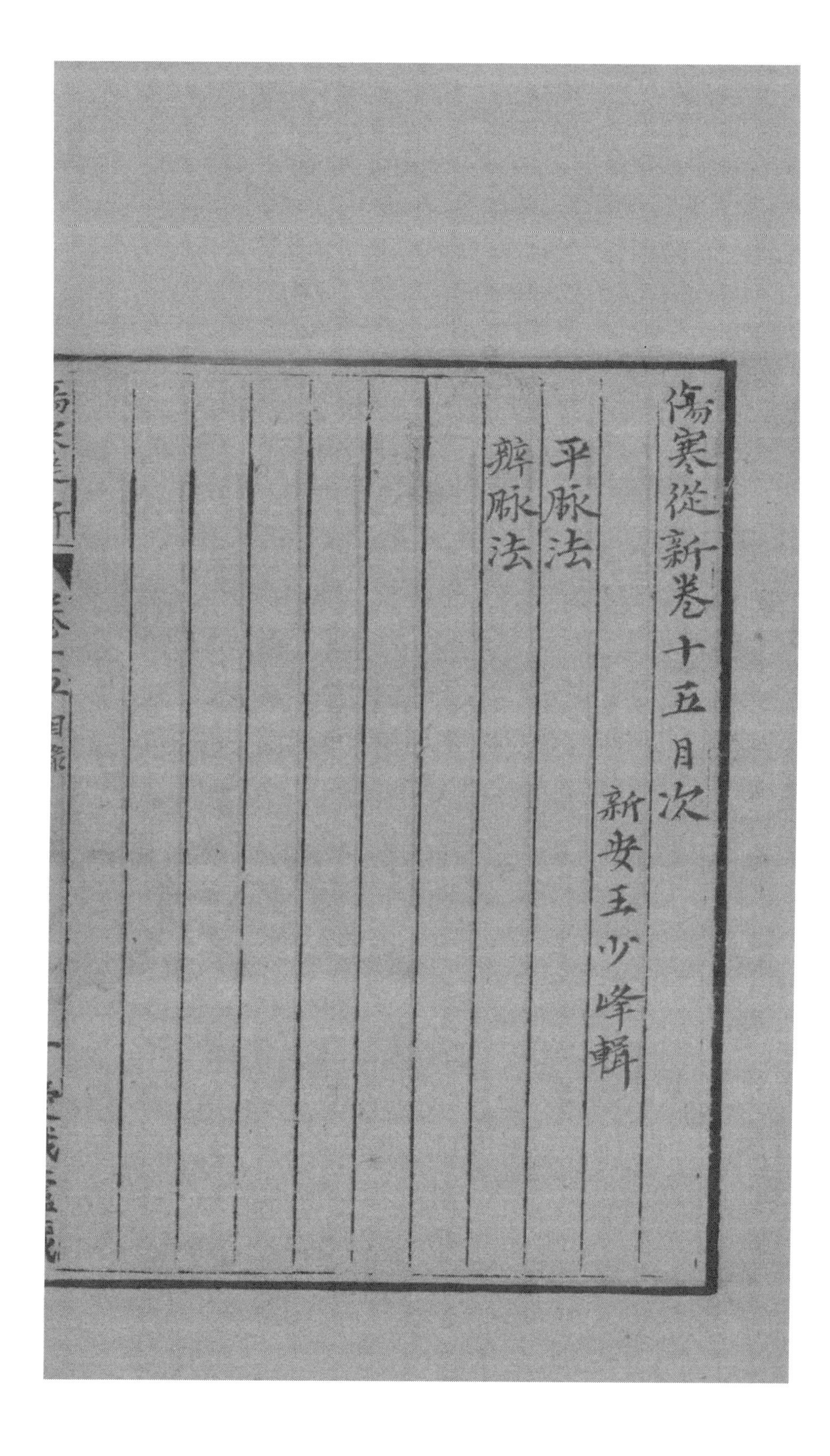

傷寒從新卷十五目次

新安王少峰輯

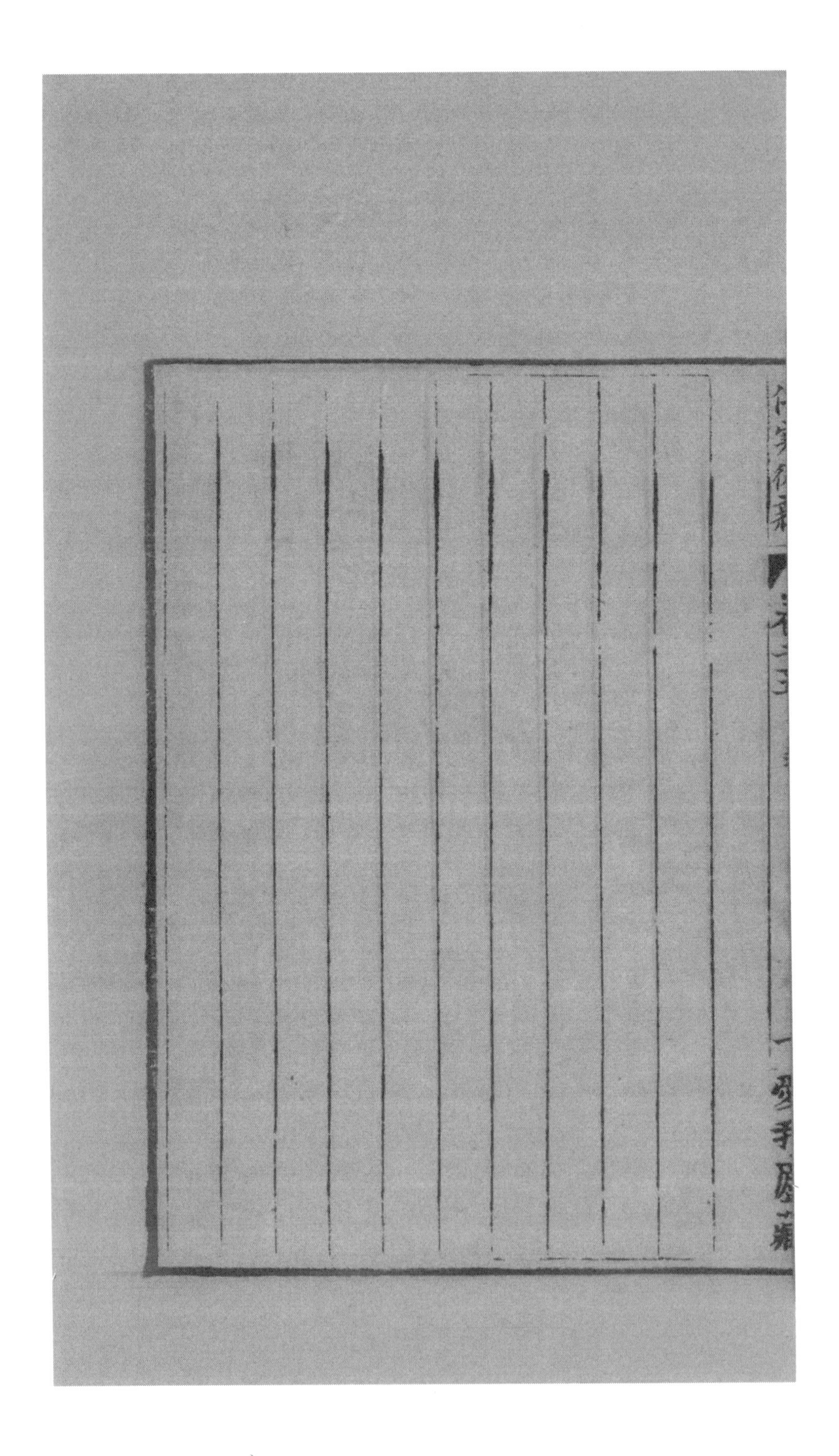

傷寒從新卷十五

海陽王少峰輯學
漢張機原文
受業張子菴校字

◎平脉法篇

金鑑曰平脉者平人不病之脉也如四時平脉五藏平脉陰陽同等平脉之類是也人病則脉不得其平矣如四時太過不及陰陽藏府相乘相侮及百病相錯生死不平之脉之類是也平者又準之謂也言該者誠能以諸平脉準諸不平之脉則凡太過不及之差呼吸尺寸之乖莫不了然於心手之間而無少

差謬然後可以傷寒之脉準諸壞病亦可以諸壞病之脉準之傷寒誠所謂一以貫之而無餘者已

問曰脉有三部陰陽相乘榮衛血氣在人體躬呼吸出入上下於中因息遊布津液流通隨時動作效象形容春弦秋浮冬沉夏洪察色觀脉大小不同一時之間變無經常尺寸參差或短或長上下乖錯或存或亡病輒改易進退低昂心迷意惑動失紀綱願為具陳令得分明師曰子之所問道之根源脉有三部尺寸及關榮衛流行不失衡銓腎沉心洪肺浮肝弦此自經常

不失銖分出入升降漏刻周旋水下二刻一周
循環當復寸口虛實見焉变化相乘陰陽相干
風則浮虛寒則牢堅沉潛水滀支飲急弦動則
為痛數則熱煩設有不應知变所緣三部不同
病各異端太過可怪不及亦然邪不空見終必
有奸審察表裡三焦别焉知其所舍消息診看
料度藏府獨見若神為子條記傳與賢人
金鑑曰此總叙平脉之根源借問答以示其
法也脉者血之府氣血流行之動會也三部
者寸為上関〻為中部尺為下部也三部既
定陰陽屬焉上部為陽下部為陰陰陽平則

相易則和相乘則病人之躬体衛統氣而行脉外榮統血而行脉中故凡呼吸出入上下於中莫不因息以遊布於四体隨津液而流通於周身故隨時動作而効象夫脉之形容也察色察五藏之色也肝青心赤肺白腎黑脾黄各以其色合乎藏也然四藏又皆以黄色為主他色為兼以土寄旺于四季也觀脉觀五藏之脉也肝弦心洪肺浮腎沉脾緩各以其脉主乎藏也然四藏又皆以緩脉為本蓋人以胃氣為本也其間色或參差相錯脉或大小相乘一時之間変動常無病輒改易

或存或亡，無定象也，脉爲醫道之根源，當以平旦後會於寸口之時診之，而虚實見焉。寸口脉浮無力爲虚，爲風，牢堅有力爲實，爲寒，脉沉爲水畜，脉弦爲支飲，脉動爲痛，脉數爲熱，設或脉病不應，則於其三部太過不及，陰陽变化相乘之理消息，診看料度藏府，則恢逆吉兇，自然獨見若神也。

師曰：呼吸者，脉之頭也。

金鑑曰：人一呼脉再動，一吸脉再動，呼吸定息，脉四動，乃平人不病之緩脉也。閏以太息，故五動，亦爲平脉，非呼吸不能定其至數，持

脉時必從此始故曰呼吸者脉之頭也

方有執曰呼者氣之出脉之來也吸者氣之入脉之去也頭頭緒也脉隨氣之出入來去名狀雖多呼吸則其源頭也然脉有二此以尺寸之脉言若以周身言之則循環無端渾然不斷無頭尾之可言學者當識之也

王肯堂曰此乃胗脉入门之要法

章楠曰此發内經未發之義也蓋人禀天地之氣以生結成太極之象為命蒂太極動而生陽靜而生陰其動靜不已故陰陽生化不息也陰陽有闔闢故有升降而生發於命蒂

流行于周身出入于口鼻通貫天地之氣而為呼吸故受天地偏駮之氣則病與天地之氣阻隔則閉絕而死所以言人生在地懸命於天悟天人合一之道者可以參贊化育也脉者二氣流行升降出入之象也發源於呼吸故呼吸為脉之頭也

初持脉來疾去遲此出疾入遲名曰內虛外實也初持脉來遲去疾此出遲入疾名曰內實外虛也

金鑑曰此初持脉以來去疾遲而診表裏虛實法也來脉出來陽也故以候表去脉入去

陰也故以候裡疾脉數疾有餘也故以候實遲脉徐遲不足也故以候虛言脉若出來疾入去遲為表實裡虛故名曰內虛外實也脉若出來遲入去疾為表虛裡實故名曰內實外虛也

方有執曰來者自骨肉之分而出於皮膚之際氣之升而上也去者自皮膚之際而還於骨肉之間氣之降而下也出呼而來也入吸而去也經曰來者為陽去者為陰疾為陽太過也遲為陰不足也內虛外實者陰不及而陽太過也內實外虛者陰太過而陽不及也

故來去出入者脉之大關鍵也內外虛實者病之大綱領也知內外之陰陽而辨其孰為虛孰為實者該家之切要也

張路曰初持脉來疾去遲言自尺內至於寸口為心肺盛而肝腎虛此出疾入遲言自筋骨出于皮膚以脉盛於表故曰內虛外實初持脉來遲去疾言自寸口下於尺內為心肺虛而肝腎旺此出遲入疾言自皮膚入於筋骨以脉盛於內故曰內實外虛

章楠曰內經言呼則出吸則入天地之精氣常入三出七蓋言常人呼出身中之氣有七

吸入天地之氣止三故必賴穀食之氣以助養也若其修道及患病之人勞動與靜坐之人其氣之出入各有多少不同皆可驗之於脉也如初按脉自沉而浮者為氣之來此從內出外也自浮而沉者為氣之去此從外入內也以氣有升降故脉有出入也出疾入遲者其氣外出速而內入遲以勢盛於身表故為內虛外實也出遲入疾者其氣外出遲而內入速以勢盛於身裡故為內實外虛也則其氣之出入多少皆可知矣

假令脉來微去大故名反病在裡也脉來頭小

本大故名覆病在表也。上微頭小者則汗出。下微本大者則爲關格不通不得尿頭無汗者可治有汗者死

金鑑曰脉来頭小本大者當是脉来大去小上微頭小者當是上微小者爲陰盛下微本大者當是下微小者爲陽盛始與上下之義相屬 上以脉之来去疾遲候内外虚實之診此以脉之来去大小診表裡盛衰之病脉上来微小下去反大反之象也故名曰反脉上来益大下去微小覆之象也故名曰覆反者病在裡爲陰盛覆者病在表爲陽盛則病

關陰陽盛極不相交通則病關格頭無汗者
陽未離陰故可治有汗則陽已上脫故曰死
也
成無已曰心脉来盛去衰為平来微去大是
反本脉内經曰大則邪至小則平微為正氣
大為邪氣来以候表来微則知表和去以候
裡去大則知裡病内經曰心脉来不盛去反盛
此為不及病在中頭小本大者即前小後大
也小為正氣大為邪氣則邪氣先在裡今復
還於表故名曰覆不云去而止云来者是知
在表脉經曰在上為表在下為裡汗者心之

液上微爲浮之而微頭小爲前小則表中氣虛故主汗出下微沉之而微本大爲後大沉則在裡大則病進内經曰心爲牡藏小腸爲之使今邪盛甚下行格閉小腸使正氣不通故不得尿名曰關格脉經曰陽氣上出汗見於頭今關格正氣不通加之頭有汗者則陽氣不得下通而上脱也其無汗者雖作關格然陽未衰而猶可治也

章楠曰假令者舉一例餘教人隅反也來微去大者卽出微入大也氣本由裡出表今出微而入反大是表和而裡有阻故出氣微爲

病在裡也頭小本大者浮部小沉部大也氣本自沉而浮浮主表沉主裡以表不和而蓋覆裡氣不得外達故沉部大爲病在表也此言出入浮沉之脉象也上者寸也下者尺也上微頭小者寸脉微而浮部小也寸部浮部主表故爲表虛腠理踈則汗出也下微本大者尺脉微而沉部大也尺部沉部主裡故爲腎虛膀胱氣閉則關格不通不得尿蓋氣自下升而眡於上脉應浮部盛今沉部反大其氣不升而下閉則不得尿由腎虛故也若無頭汗可助腎化氣而小便自通若有頭汗者

是下元竭而氣上脱、故死、此言尺寸升降之脉象也、

寸口衛氣盛名曰高、榮氣盛名曰章、高章相摶名曰綱、衛氣弱名曰惵、榮氣弱名曰卑、惵卑相摶名曰損、衛氣和名曰緩、榮氣和名曰遲、遲緩相摶名曰沉、

金鑑曰、名之沉字、當是强字、玩下文自知

又曰、此詳上條脉之來去盛衰之狀也、寸口通指寸関尺而言也、衛主氣為陽、以候表、榮主血為陰、以候裡、脉隨指有力上来、衛氣盛也、謂之高、脉隨指有力下去、榮氣盛也、謂之

章高者長盛也章分明也高章相合名曰綱綱者以榮衛俱有餘有總攬之意也脉隨指撫力上來衛氣弱也謂之惵脉隨指無力下去榮氣弱也謂之卑惵者恍惚也卑者縮下也惵卑相合名曰損損者以衛榮俱不足有消縮之意也若高章惵卑之脉與不疾不徐緩遲之脉同見則為盛者不過弱者不衰皆名和脉弱者即下文所著是也

章楠曰此言寸口不言脉者兼尺膚而言也蓋經通榮分絡通衛分經絡相貫故榮衛互通榮氣歸經而候於脉衛氣歸絡候於肌膚

故曰尺膚與脉之相應若桴鼓也衛氣盛者尺膚堅厚故名高也榮氣盛者脉形充滿故名章也高章相搏榮衛俱盛足爲一身之綱維也故名綱也衛氣弱者肌肉鬆薄故名惵猶怯也榮氣弱者脉不振掉故名卑也惵卑相搏榮衛俱弱則一身氣血皆虧故名損也衛氣和者肌肉柔而不鬆平而不削名曰緩者中和之象也榮氣和者脉来浮沉相稱流利舒徐名曰遲遲者從容之象也緩遲相搏榮衛俱和名曰沉沉者氣血沉靜即經所謂陰平陽秘精神乃治也

寸口脉緩而遲緩則陽氣長其色鮮其顏光其聲商毛髮長遲則陰氣盛骨髓生血滿肌肉緊薄鮮鞕陰陽相抱榮衛俱行剛柔相得名曰强也

金鑑曰按薄鮮鞕三字不成句應是衍文當刪之此承上條以釋强字之義言凡人禀陽氣盛則得高章之盛禀陰氣盛則得惵卑之弱此平人之常若能兼見緩遲平脉斯爲陰陽相抱榮衛相和始名曰强强者即色鮮顏光血滿肉緊之謂也

方有執曰緩以候胃遲以候脾陽氣長者言

胃氣有餘也顏色聲音毛髮皆陽也鮮麗也光輝也高清也長美也形容胃陽之有餘也陰氣盛者言脾氣充足也骨髓生血脈滿肌肉緊骨髓血肉皆陰也形容脾陰之充足也相抱言和洽也俱行言周流也相搏言合一也極言二氣得其和平皆由脾胃盈餘之所致也必如此則其人之健王而强壯可知故曰强也

章楠曰此言脈與形色相應以明四診之道也脈緩而遲者謂緩則升降出入和緩調匀此内經所謂少火生氣故其陽氣生長色澤

鮮明顏面光彩也商者金聲清亮且長也精旺生血血有餘則毛髮長也謂達者至數分明從容不迫也陽氣不亢則陰氣充盛骨髓生而血滿於肌肉故腠理緊密皮薄色鮮而肉輭輭者堅也若斯者其陰陽相抱榮衛俱循度而行剛柔相得而不偏則骨肉融洽而氣血和平名曰強也

師曰脉肥人責浮瘦人責沉肥人當沉今反浮瘦人當浮今反沉故責之

金鑑曰上條以脉之盛衰候人之強弱此條以脉之浮中沉分人之皮脉肉筋骨以候五

藏之診法也心肺俱浮肝腎俱沉以皮之浮脉之浮而別心肺之浮也以筋之沉骨之沉而別肝腎之沉也脾主肌肉在浮沉之间故候中也肥人肌膚厚脉當沉瘦人肌膚薄脉當浮今肥人脉反浮瘦人脉反沉故當責其病在何藏也

方有執曰責求也肥人當沉者肌膚厚其脉深也故求其病於浮瘦人當浮者肌膚薄其脉淺也故求其病於沉

成無已曰肥人肌膚厚其脉當沉瘦人肌膚薄其脉當浮今肥人脉反浮瘦人脉反沉必

有邪氣相干使脉反常故當責之
章摘曰榮衛調和則脉行肉中自然相稱其
肥者肉厚脉必沉實若反浮者榮血虛而氣
不固也瘦者肉薄脉必浮露若反沉者營氣
弱而血不充也故皆當責之者治之也上條
言榮衛陰陽和平則强此言偏勝則病也
董西園曰瘦者肌肉薄其脉輕手可得應如
浮狀肥者肌肉厚其脉重按乃見當如沉類
反者必病浮大動數滑陽也人無疾病六部
見此謂之六陽脉非病脉也其人禀氣必厚
多陽少陰病必多火沉弱濇弦微陰也人無

所苦六部皆然謂之六陰脉其人禀氣清平多陰少陽病則多寒但六陰六陽之脉不多見偏見而不全見者多有之

問曰經説脉有三菽六菽重者何謂也師曰脉人以指按之如三菽之重者肺氣也如六菽之重者心氣也如九菽之重者脾氣也如十二菽之重者肝氣也按之至骨者腎氣也假令下利寸口關上尺中悉不見脉然尺中時一小見脉再舉頭者腎氣也若見損脉来至為難治

金鑑曰此承上條詳言皮脉肉筋骨各有所主以候五藏之病也菽豆也約略輕重言之

非謂有其形也難經曰如三菽之重與皮毛相得者肺部也六菽之重與血脉相得者心部也九菽之重與肌肉相得者脾部也十二菽之重與筋平者肝部也按之至骨舉之來疾者腎部也各隨所主之部以候藏氣也至於寸口關上尺中亦各有所主之位以候藏氣左寸心也右寸肺也左關肝也右關脾也尺中腎也今特舉腎藏之部例之以概其餘也假令下利而甚元氣暴脫於中寸口關上尺中全不見脉法當死其不死者必是尺中時有一小見之脉也再舉頭者謂一呼再起

頭一吸再起頭合為四至也夫尺中時一小見之脉四至則是胃間生氣之源未絶即下利未止尚為易治若一息二至名曰損脉是氣衰無胃故為难治也

程知曰難經三菽六菽之説蓋言下指輕重有差等以候五藏之氣也又云下利寸口関上尺中悉不見脉者是胃之陽氣已絶也难經以損脉為陽氣下脱之脉故曰損脉至為难治也

成無已曰脉經曰冷氣在胃中故令脉不通下利不見脉則冷氣客于脾胃今尺中時一

小見爲脾虛腎氣所乘脉再舉頭者脾爲腎所乘也若尺中之脉更或減損爲腎氣亦衰脾復勝之鬼賊相刑故云难治是脾勝不應時也

周揚俊曰按上中下三部脉俱不至而尺中或一小見而再舉頭是爲腎氣尚在利雖劇而腎氣不絶猶爲可治若反是者則爲損脉根本已離真陽已散矣

章楠曰下利中氣陷故脉三部俱不見然尺中時一小現而脉再舉頭者謂先由尺中小現而關寸再舉頭而出此以腎氣未絶而榮

氣接續也。凡一呼一吸名一息，一息脉三至為遲，兩至為損。若雖舉頭而現損脉，其根本已敗，為难治也。

寸口脉浮為在表，沉為在裡，數為在府，遲為在藏。假令脉遲，此為在藏也。

金鑑曰：寸口通指三部言也。此以浮沉遲數候人表裡藏府之診法也。浮者皮膚取而得之脉也，浮主表，故曰浮為在表。沉者筋骨取而得之脉也，沉主裡，故曰沉為在裡。數者一息六至之脉也，數主陽，府屬陽，故曰數為在府。遲者一息三至之脉也，遲主陰，藏屬陰，故

曰遲為在藏假令診其人脈遲此為病在藏舉一遲脈以例其餘也

程知曰軀殼之外榮衛為表軀殼之內藏府為裡故以浮沉别之諸陽雖皆屬府諸陰雖皆屬陰當以遲數别之然傷寒中之傳變亦有數而入藏遲而入府者熟讀經文自知也

張璐曰此以浮沉遲數定表裡藏府而全重於遲為藏句故重申以明之設脈見浮遲雖有表證祇以小建中和之終非麻黄青龍所宜以藏氣本虛也

王肯堂曰前云凡脈浮大數動滑此名陽也

沉濇弱弦微此名陰也九難曰何以別知藏府之病然數者府也遲者藏也數者爲熱遲者爲寒諸陽爲熱諸陰爲寒故以別之藏府之病也此傷寒分三陰三陽證之總訣與若夫雜病則脉之數者藏亦有熱脉之遲者府亦有寒勿泥此也

程應旄曰蓋脉在人六部不無參差而五藏六府皆聚於胃以變現於氣口故寸口爲脉之大要會也寸口脉浮界在淺知邪爲在表應亦淺於凡病氣之爲疏泄爲閉凝俱責之府藏之外署自是營衛間事也有不能責表

者必其標中挾本實處藏虛脉雖見浮裡必
有奸仍兼裡診以驗裡氣來協不協寸口脉
沉昇在深知邪為在裡應亦深于凡病氣之
有實熱有虛寒俱責藏府之内署不當從皮
膚處求之矣有不能責裡者必是標從本陷
實入虛留證雖見裡脉則有奸仍兼表診以
驗表邪肯罷不罷所以然者表者裡之廓裡
者表之根寸口脉數〻為陽為熱以邪乘于
府〻為裡陽所司熱（變）故也又有裡陽失守府
氣遊外而見數者則浮昇鼓沉昇不鼓藏邪
曷别裡之寸口脉遲〻為陰為寒以邪乘於

藏〻為裏陰所主者寒故也又有裏陰被阻藏氣滯府而見遲者則沉界搏浮界不搏求其法惟是表裏府藏間分診而又夾診故於浮沉遲數來斷之也假令脉遲此為在藏也謂遲從沉見雖有浮數之表不去責表也以藏例府同法也觀傷寒脉浮緊而尺中一遲便曰營氣不足血少之故陽明脉浮而遲便曰表熱裏寒用四逆何莫非即此處假令二字廣為式也

徐大椿曰按以遲數別藏府亦未盡然蓋府病亦有遲而藏病亦有數者但言其所屬陰

陽大概則可耳然終有語病

陽脉浮大而濡陰脉浮大而濡陰脉與陽脉同等者名曰緩也

金鑑曰此以陰陽同等發明平人和緩之脉也陽脉浮大而濡陰脉浮大而濡謂浮中沉陰陽同等也名曰緩者謂和緩也然緩脉有二義和緩之緩脉有力濡柔不大不小以形狀之緩驗二氣之和也至數之緩脉来四至從容不徐不疾以至數之緩驗胃氣之和也方有執曰緩有二義此以相兼言蓋謂氣血和平也

程知曰：緩有和緩之義，寬緩之義，與浮大相類，不與遲相類，故經謂之浮大而濡，不曰浮大而遲也。蓋脉之遲數以至數言，緩急以形狀言耳。

張璐曰：脉雖浮大而濡，按之仍不絶者爲緩，若按之即無，是虚脉，非緩脉也。

問曰：東方肝脉，其形何似？師曰：肝者木也，名厥陰，其脉微弦濡弱而長，是肝脉也。肝病自得濡弱者愈，假令得純弦脉者死。何以知之？以其脉如弦直，此是肝藏傷，故知死也。

金鑑曰：此已下四時五藏平脉、病脉、死脉之診法也東方屬木主春令風在天爲風在地爲木在人爲肝故曰肝者木也名足厥陰經其脉爲弦若得微弦濡濡而長此弦而有胃是肝平脉也病自易愈也若得微弦而長而少濡弱和緩爲弦多胃少肝病脉也若得純弦而直無濡弱和緩爲但弦無胃是肝死脉也下三藏雖無純洪純浮純沉之文省文也當倣此

方有執曰微非脉名蓋微微之弦有胃氣之謂也

魏荔彤曰微弦不甚弦且帶濡弱如短促亦

非木之本性又必兼長脉是象木之柔和而脩長此肝之本脉肝脉見此肝藏平脉如有微疾亦易愈也假令純弦如樹木將枯枝榦乾硬故知死也

成無巳曰難經曰春脉弦者肝東方木也萬物始生未有枝葉故脉来濡弱而長故曰弦是肝之平脉肝病得此脉者為肝氣巳和也純弦者言弦硬而不耎此中無胃氣為真藏之脉内經曰死肝脉来急益勁如新張弓弦

問曰二月得毛浮脉何以處言至秋當死師曰二月之時脉當濡弱反得毛浮者故知至秋死

二月肝用事肝脉屬木脉應濡弱反得毛浮脉者是肺脉也肺屬金金來尅木故知至秋死皆倣此

金鑑曰二月春令也毛浮秋脉也春得秋脉何以断言至秋當死蓋春肝木旺秋肺金旺二月肝旺之時當得毛浮肺脉其衰可知至秋金氣愈旺金乘木木愈受尅則絶故知至秋當死也餘藏皆倣此

方有執曰此以四時脉氣屬五行生尅以病以主吉凶生死之理揭一以例其餘所以示人持診之要法也

南方心脉其形何如師曰心者火也名少陰其脉洪大而長是心脉也心病自得洪大者愈也

金鑑曰南方屬火主夏令熱在天為火在地為熱在人為心故曰心者火也名手少陰經其脉當洪若得洪大和緩此洪而有胃是心平脉也雖有心病自易愈也若得洪大而少和緩此洪多胃少是心病脉也若得洪大而無和緩此但洪無胃是心死脉也方氏云其脉洪大而長應萬物盛長之象也

立夏得洪大脉是其本位其人身体苦疼重者須發其汗若明日身不疼不重者不須發汗若

汗濈濈自出者明日便解矣何以言之立夏得洪大脉是其時脉故使然也四時倣此

金鑑曰凡四時之病當以四時之期之期之者期其愈不愈也立夏之日得洪大脉是其本位應得之脉其人病身体苦疼重者須發其汗若明日身不疼不重雖脉仍洪大必非邪脉乃時脉也不須再汗謂已解也設若本日汗濈濈然自出者此解兆已見雖脉洪大不須發汗明日便自解矣何以言之立夏得洪大脉是得其時脉故也四時倣此

方有執曰此言脉得應時而旺則病有當解

之時舉夏以例其餘示人推倣之意

程知曰春弦夏洪秋毛冬石當其時得之則為平脉雖外感寒邪但微汗出自愈耳重則治之輕則不必治也內經曰脉得四時之順者此也

程應旄曰洪大為夏令之脉亦為邪盛之脉有病則從邪無病則從令解不解不須另辨

張璐曰立夏得洪大脉是溫病之本脉若其人苦疼重乃熱鬱肌表未得發越之故須以辛涼苦寒藥泄其鬱熱乃伏氣發汗之正法也若明日身不疼重則榮衛自和濈然汗出

自解無藉於藥矣

章楠曰春弦夏洪秋毛冬石為四時無病之本脉也以夏令陽氣居表故得洪大脉是其本位非病脉也若其身苦疼重是濕熱之邪傷表當發汗解表然不同風寒之治法也若明不疼不重者可知邪退不須發汗既不疼重而又濈然汗出則其濕熱隨汗而泄明日便解矣若冬令傷寒而脉洪大即為邪傳陽明化熱而濈然汗出者當用白虎湯清熱也

西方肺脉其形何似師曰肺者金也若太陰其脉毛浮也肺病自得此脉若得緩遲者皆愈若

得數者則劇何以知之數者南方火火剋西方金法當癰腫為難治也

金鑑曰西方屬金主秋令燥在天為燥在地為金在人為肺故曰肺者金也名手太陰經其脉當浮若得毛浮緩遲此浮而有胃是肺脉平也雖有肺病有易愈也若得毛浮而少緩遲此浮多胃少是肺病脉也若得毛浮而無緩遲此但浮無胃是肺死脉也若得毛浮而數則為病劇何以知之數者南方火也火剋西方金法當發癰腫而难治也

方有執曰肺主皮毛上為華蓋故脉毛浮緩遲

者脾土之脉也兼得緩遲為愈者肺金得土而逢生也法當癰腫者金逢火化也

成無已曰輕虛浮曰毛肺之平脉也緩遲者脾之脉脾為肺之母以子母相生故云皆愈數者心之脉火尅金為鬼賊相刑故劇肺主皮毛數則為熱熱客皮膚留而不去則為癰瘍經曰數脉不時則生惡瘡

北方腎脉其形何似師曰腎者水也名曰少陰其脉沉滑是腎脉也腎病自得沉滑而濡者愈也

金鑑曰北方屬水主冬令寒在天為寒在地

為水在（之為）腎故曰腎者水也若足少陰經其脈當沉若得沉滑而濡此沉而有胃是腎平脈也雖有腎病自易愈也若得沉滑而少濡和此為沉多胃少是腎病脈也若得沉而無滑濡此但沉無胃是腎死脈也此條金鑑補訣

問曰翕奄沉名曰滑何謂也師曰沉為純陰翕為正陽陰陽和合故令脈滑關尺自平陽明脈微沉食飲自可少陰脈微滑滑者緊之浮名也此為陰實其人必股内汗出陰下濕也

金鑑曰此冬月之平脈也若陽明關脈微沉而不滑是失正陽為胃不和故其人食飲僅

自可也若少陰尺脉微滑而不濡是失純陰為腎不和故其人汗出陰下濕也成無已曰脉来大而盛聚而沉謂之翕奄沉正如轉珠之狀也沉為藏氣故曰純陰翕為府氣故曰正陽滑者陰陽氣不為偏勝也關尺自平陽明脉微沉者當陽部見陰脉則陰偏勝而陽不足也陽明胃脉胃中陰多故食飲自可少陰脉微滑者當陰部見陽脉則陽偏勝而陰不足也以陽湊陰分故曰陰實股與陰少陰之部也今陽熱湊陰必熏發津液泄達於外股内汗出而陰下濕也

許氏曰沉為純陰翕為正陽陰陽和平故名滑古人論滑脉雖云往来前却流利宛轉替替然與數相似仲景三語而足也

王肯堂曰按翕奄沉三字状得滑字最妙夫翕者合也奄者忽當脉氣合聚而盛之時奄忽之間即已沉去是名滑也仲景恐人誤以滑脉為沉故下文又曰滑者緊之浮名也曰沉曰浮若異而同更須慧解觀上文緊者如轉索無常也一句則知浮為轉索無常之浮非輕手便得有常之名也沉為翕奄之沉非重取乃得一定之説也仲景下字具有史筆

不可草草看過故趙嗣真曰令人不解作秦漢文字觀可謂善讀仲景之書矣

張路玉曰翕浮也奄忽也言忽焉而浮忽焉而沉故爲滑也

方有執曰翕起而盛動於上旋復叢聚而合也奄忽然覆也沉沒於下也食飲自可言胃不病也

周揚俊曰翕浮也舉之有也沉陰也按之有也翕奄沉曰滑是現成句故設以爲問奄者或註以爲忽忽之義豈足以盡之如朱子綱目云大軍奄至言部伍整齊卒然而來不可

測度名狀形容浮沉間彼此相洽自然流利則知非病脉之滑而和合二字是奄字義也

問曰：脉有相乘，有縱有橫，有逆有順，何謂也？師曰：水行乘火，金行乘木，名曰縱；火行乘水，木行乘金，名曰橫；水行乘金，火行乘木，名曰逆；金行乘水，木行乘火，名曰順也。

金鑑曰：此以人之五脉候人五藏不平之診法也。人之五藏法天五行，肝木、心火、脾土、肺金、腎水，此相屬也。木生火，火生土，土生金，金生水，水生木，此相生也。木尅土，土尅水，水尅火，火尅金，金尅木，此相尅也。相生者生，相尅者死人之藏氣亦然故其脉有相乘有縱有横有逆有順也水乘火金乘木乘其所勝是相尅也名曰縱火乘水木乘金乘其不勝是反侮也名曰横水乘金火乘木子乘其母是倒施也名曰逆金乘木木乘火母乘其子是相生也名曰順五藏之脉肝弦心洪脾緩肺濇腎沉五藏各有本脉自無病也若見他脉以此推之縱者病甚横者病微逆者病甚順者實也方氏云乘猶乘舟車之乘縱直也横者縱之對順從也逆者順之反程知云非其時而得之則為相乘縱横為患最重順逆猶無

大害也

章楠曰：假如腎為水，其脉沉靜而現於左寸心部，是為水乘火位也；肺為金，其脉浮短而現左関肝部，是為金乘木位也。水本尅火，金本尅木，而又乘其位，是放縱無忌也，故名縱。如心為火，其脉浮洪而現於兩尺腎部，是為火乘水位也。餘者可類也。此條當與難經之論一脉十変參看，則神切明矣。

問曰：何以知乘府？何以知乘藏？師曰：諸陽浮數為乘府，諸陰遲濇為乘藏也。

金鑑曰：上條發明五藏相乘縱橫順逆之脉

此條發明陰陽相乘各從其類之診府陽也
浮數陽也藏陰也遲濇陰也陽乘陽陰乘陰
各從其類而相乘也其陰邪乘陽陽邪乘陰
府邪乘藏藏邪乘府各以脉證錯綜參之可
類推也

方有執曰浮數陽也以陽部而見陽脉故知
乘府也遲濇陰也以陰部而見陰脉故知乘
藏也

王肯堂曰陽濡而弱則乘於府陰濡而弱則
乘於藏也

問曰濡弱何以反適十一頭師曰五藏六府相

乘故令十一。

金鑑曰此承上條發明五藏六府不平相乘之脉也適至也頭者數也凡人若見濡弱之脉而相乘者是因我虛而彼乘及之也越人祇曰一脉輙变為十变何以至十一數也越人遺包絡三焦故十也今五藏六府相乘故十一也然陰乘陽陽乘陰府乘藏藏乘府錯而綜之豈止十一耶

程知曰此總揭脉之大要言脉得濡弱則可以和適五藏六府也經曰呼吸者脉之頭濡弱者輭和以滑內經曰胃氣之來也徐而和

也五藏六府之邪不能不相乘如金邪乘木木邪乘火之類惟相乘中有欵和以滑之意則為易愈故濡弱可以和適十一藏脉氣也

問曰病有灑淅惡寒而復發熱者何荅曰陰脉不足陽往從之陽脉不足陰往乘之曰何謂陽不足荅曰假令寸口脉微名曰陽不足陰氣上入陽中則灑淅惡寒也曰何謂陰不足荅曰尺脉弱名曰陰不足陽氣下陷於陰中則發熱也

金鑑曰此以寸尺發明陰陽相乘為病之脉也若脉緊無汗灑淅惡寒發熱者是傷寒也脉緩有汗灑淅惡寒發熱者是中風也今寸

脉微灑淅惡寒者是陽不足陰氣上乘入於陽中也尺脉弱發熱者是陰不足陽氣下陷入於陰中也此内傷不足陰陽相乘有休止之惡寒發熱非外感有餘風寒中傷榮衛無休止之惡寒發熱也

方有執曰陽先乎陰以陷入也故曰從諱之也陰隨於陽以上入也故曰乘傷之也惡寒者陽不足以勝陰而與陰俱化也發熱者陰不足以勝陽而從陽之化也

程知曰此辨陰陽相乘之脉也往來則陰陽之氣更盛更虛陰併則寒陽併則熱矣凡瘧

與往來寒熱之脉皆然也。陽脉不足則惡寒也陰脉不足則發熱也

朱丹溪曰按經言凡傷於寒則為病熱蓋寒容於經陽氣怫鬱而成熱故發熱寒傷於榮血血既受傷故惡寒屬太陽證又曰發熱惡寒發於陽也合此二者而觀明是倅雖熱自惡寒宜解表則麻黄青龍等主之今曰灑淅惡寒而復發熱當是寒熱往來其屬表者宜小柴胡其屬裡者宜大柴胡其或已汗已下者宜桂枝乾姜湯此三陽證論寒熱往來之平等者如寒熱之或多或少又當輕重較量

而施治法今曰陰不足則陽勝而熱陽不足則陰勝而寒又曰陽往從之陰往乘之當是陽併於陰陰併于陽岐伯曰瘧氣者更盛更虛似與經文陽勝陰勝之意合未審爲傷寒立論耶爲瘧立論耶孰爲是否

張兼善曰或云經言陰脉不足陽得從之陽脉不足陰得乘之不足乃陽脉微弱之謂所以惡寒發熱也又曰脉盛身寒得之傷寒夫傷寒表病未有脉不浮盛者設或微弱即陽病見陰脉也二說參差必有其理此章論所以然之理非病已發於外而言也凡病傷寒

者皆因榮衛不足，是以尺寸之脉皆微弱，外邪因得相襲，使陰陽相乘，故灑淅惡寒而復發熱也。凡已病之脉則不然，若風併於衛，則衛實而榮虛，故桂枝證脉陽浮而陰弱；若風寒併於榮衛，則脉皆浮盛，所以麻黃證當發其汗也。仲景之書各有所指，非淺見薄識所能知也。

張路玉曰：灑淅惡寒而復發熱，脉寸微尺弱者，陽虛陰往從之也。少頃發熱，則脉必數盛也。此勝復之常，內傷虛損多此。

章楠曰：寸部為陽，尺部為陰，寸脉微弱則陽不足而陰偏重即上乘陽位而灑淅惡寒也尺脉微弱則陰不足而陽偏重即下乘陰位而發熱也然陰乘陽位者脉微弱必又遲緩也陽乘陰位者脉微弱必兼數動也

沈金鰲曰本條問答未可尚言一病凡寒熱者皆本于陰陽從乘也陽脉浮則陰來乘斯惡寒也陰脉數則陽往從斯發熱矣無寒熱不是此義

問曰脉有陽結陰結者何以別之答曰其脉浮而數能食不大便者此爲實名曰陽結也期十七日當劇其脉沉而遲不能食身體重大便反

鞕若曰陰結也期十四日當劇

金鑑曰上條以脉之寸尺微弱辨陰陽不足此條以脉之浮沉有力別陰陽結實爲病之診法也脉浮大而數藹藹如車蓋者陽結實脉也脉沉石而遲累累如循長竿者陰結實脉也夫脉既可以別陰陽之結實又不可不以陰結陽結之證而合陰結陽結之脉相參看也陽結證身輕能食陽能消穀也不大便期十七日當劇者陽倖終燥故遲三日也陰結證身重不能食陰不能消穀也不大便期十四日當劇者陰倖終濡故早三日也劇者

謂不大便裡急下重且滿且痛不可再待時日宜早圖之也故或潤竅以導之耎堅以下之不致臨期燥糞巨硬穀道難出窘苦萬狀也凡病從傷液多有此證閱歷深者自知之也

◎程郊倩曰不曰病有而曰脉有二氣所禀有偏勝也陽結者偏於陽而無陰以生液陰結者偏於陰而無陽以化液皆於脉之浮而數沉而遲辨之也

◎沉金鰲曰此章論結俱驗大便似乎尚論陽明但不必尚論傷寒病之陽明凡結證皆可

以陰陽辨之於脉證之間

● 張璐曰浮數陽脉也陽病不大便當不能食今反能食是陽氣結而陰不得和也至十七日傳少陰水水不勝火故當劇況遲陰脉也陰病當下利今反大便硬是陰氣結而陽不得和也至十四日傳陽明土土不勝水故當劇

● 周揚俊曰症屬於表不至不大便既不大便當不能食反能食者必其人胃氣强也然陽邪内結津液自耗至十七日當劇何也發於陽者七日愈邪至兩週之後陰津未復更渐

三日則内實者益實而不能去胃氣雖强亦必大困矣陰病當下利而大便反硬亦是胃氣有權也然陰邪内結陽氣退舍真陽不復更後二日則寒凝者愈深而不能觧胃氣雖日有權亦必大困矣苟不因胃氣之强則陽結者不能食陰結者必下利六七日即見本證何至十七十四日而始劇耶善治者於陽結先表後裡陰結者回陽退陰當不至於久而不愈也

陽脉浮陰脉弱者則血虚血虚則筋急也其脉沉者榮氣微也其脉浮而汗出如流珠者衛氣

衰也

金鑑曰按陽脉浮其脉浮之二浮字當是濡字若是浮字則與衛衰汗出如流珠之義不屬其脉沉之沉字當是弱字若是沉字則與血虛榮氣微之義不屬△此以浮沉別陰陽不足為病之診法也陽脉濡浮而無力脉也陰脉弱沉而無力脉也其脉弱者榮氣微也榮微則血虛故不止於發熱而且筋急也其脉濡者衛氣衰也衛衰則表不固故不止於惡寒而且汗出如流珠也

方有執曰沉以候裡榮行脉中故衰微可知

浮以候表衛行脉外汗出如流珠則表不固故衰憊可知

◎周揚俊曰陰虚之人尺脉未有不弱而腎為一身津液之源也腎虚血必虚血虚則無以養其筋脉獨言急者若聯續之際既無力量不能展舒也然尤妙在陽脉浮字天下豈有陰陽既衰而寸脉獨脛者乎故言浮者陽脉如故而陰氣不能鼓其脉於外雖無邪而亦浮也彼則邪襲於陽勢不與陰和此即弱在於陰力不與陽合也

◎張璐曰言寸口浮大而尺内遲弱也與大陽

中風陽浮陰弱同脈異證彼言風邪傷衛榮弱衛強此言榮血本虛故其證自區別然尺中遲弱者汗下俱禁究竟本虛

脈藹藹如車蓋者名曰陽結也脈纍纍如循長竿者名曰陰結也脈瞥〻如羹上肥者陽氣微也脈綿〻如瀉漆之絕者亡其血也

金鑑曰藹藹如車蓋形容脈之浮大有力即前陽結浮數之脈也因其有力而盛故名陽結也纍纍如循長竿者形容脈之沉石有力即前陰結沉遲之脈也因其有力而盛故名陰結也瞥〻如羹上肥者形容脈之浮而無

力、即前衛氣衰之濡脉，故曰陽氣微也。綿綿如瀉漆之絶者，形容脉之沉而無力，即前榮氣微之弱脉，故曰亡其血也。成氏云：綿綿者，連綿而耎也；如瀉漆之絶者，前大而後細也。藹藹如車蓋者，言浮大，即前浮數之陽結也。脉縈縈如蛛蜘絲者，陽氣衰也。金鑑曰：縈縈如蜘蛛絲者，形容脉之細小難于尋按，而沉中浮似有似無，即前陽不足之微脉，故曰陽氣衰也。方氏云：縈縈如蛛絲牽惹旁旋，微細欲絶之狀。按說文云：縈，收卷也，有回旋之義。

沉金鰲曰：縈縈者，無將斷不斷之勢，其細尚均勻也；綿綿者，忽細忽微，細兼緊尚有力，細不緊而微，則更無力矣。此所以細同而細之中又不同也。綿綿之象，從沉取而得。

師曰：寸脉下不至關爲陽絶，尺脉上不至關爲陰絶，此皆不治，決死也。若計其餘命生死之期，期以月節尅之。

金鑑曰：此以上發明平脉，已下皆死候之脉也。寸關尺三部脉之上下，以候陰陽五藏升降也。寸位乎上，候心肺之陽，主升，升極而降，降不至關，是爲孤陽，故曰寸脉下不至關爲陽絶也尺部乎下候肝腎之陰主降降極而升升不至關是為獨陰故曰尺脉上不至關為陰絶也關位乎中以候脾胃乎寸尺所以升降出入者也今上下不至關是升降出入息矣故曰此皆不治決死也若陰陽已離胃氣未絶尚可計餘命之期期以月節尅之如經曰陰勝則陽絶能夏不能冬陽勝則陰絶能冬不能夏肝死於秋心死於冬脾死於春肺死於夏腎死於長夏之類是也推之於日於時亦然

又未知何藏陰陽前絶若陽氣前絶陰氣後竭

者其人死身色必青陰氣前絶陽氣後竭者其人死身色必赤腋下温心下熱也

◎金鑑曰經曰人有二死而無二生有兩死者謂陰陽皆可死也無兩生者謂陰陽不能獨生也故陽先絶陰後竭死則身青而冷陰先絶陽後竭死則身赤而温也

◎成無已曰陽主熱而色赤陰主寒而色青其人死已身色青則陰未離乎體故知陰氣後竭也身色赤腋下温心下熱則陽未離乎體故知陽氣後竭也

◎程知曰陽氣前絶寒病陰氣前絶熱病也寒

熱之治法一誤雖死尚有徵驗誠可畏也

師曰脈病人不病名曰行尸以無王氣卒眩仆不識人者短命則死人病脈不病名曰內虛以無穀神雖困無害

金鑑曰脈者人之根本也脈病人不病者謂外形不病而見真藏病脈其內本已絕雖生猶死不過尸居餘氣耳故曰行尸也餘氣者未盡五藏生旺之餘氣也若旺氣一退即卒然眩仆不識而死矣若良工早察於旺氣未退之先而圖之未必無所補也人病脈不病謂外形羸瘦似病其脈自和以根本尚固不

過穀氣不充名曰内虛非行尸可比雖困無害胃氣復穀氣充自然安矣穀神即穀氣也

方有執曰周氏云形体之中覺見憔悴精神昏憒食不忻美而脉得四時之從無過不及之偏是人病脉不病也形体安和而脉息乍大乍小或至或損弦緊浮滑沉濇不一殘賊冲和之氣是脉息不與形相應乃脉病人不病也

張錫駒曰穀神乃水穀所化之神人賴此以資生也内虛食少穀氣不充即無穀神矣故曰無害若無本然之胃氣安得謂之無害耶

成無已曰、穀神者、穀氣也、穀氣既足、自然安矣、内經曰、形氣有餘、脉氣不足死、脉氣有餘、形氣不足生、

又未知何藏先受其災、若汗出髮潤、喘不休者、此爲肺先絶也、

金鑑曰、此申上條不知何藏先結、而詳言其證也、肺主皮毛、肺絶汗出不流、故髮潤也、肺主氣、肺絶張口、氣出不能復還也、故曰爲肺先絶也、

成無已曰、肺爲氣之主、爲津液之帥、汗出髮潤、津脱也、喘不休者、氣脱也、

王肯堂曰：肺主氣，主皮毛，故也。經曰：肺絶三日死。何以知之？以口張大，氣但出而不還也。

周揚俊曰：病深必入藏，藏藏損必相傳，未知何藏先受災也。夫人之一身，氣為主，氣之所週，肺為司。假如喘且不休，無復呼吸之正，衛外脱則汗出，陽上脱則髮潤，非肺絶之先徵乎？

程應旄曰：藏云受災，明係虛虛之禍。大汗則成陽脱，肺心之藏先受之；大下則成脱陰，肝腎之藏先受之。脾主陰而統四藏，脱則無不脱者，必其人先有此藏之虛，而後受及於災。視其所絶，知犯何逆矣，脉法可不辨乎？

脉浮而洪身汗如油喘而不休水漿不下形体不仁乍静乍亂此為命絶也

金鑑曰身汗如油液外亡也喘而不休氣上脱也水漿不下胃氣絶也形体不仁榮衛敗也乍静乍亂精神散也此皆命絶之候由此推之脉雖浮洪必然無根是真藏孤陽飛越之診也

王肯堂曰火之將滅也必明脉來浮洪涌盛此將去人體之兆也然必兼下一二證始可斷其命絶

沈金鰲曰此辨三部皆浮而無根反洪大而

散之脉而知其大命將絕也
陽反獨留形体如烟熏直視摇頭者此心絕也
金鑑曰心絕陰盡惟陽獨留故身体大熱形
如烟熏從火化也心藏神直視神去也頭屬
陽陽無所依故摇頭也
成無己曰心脉俠咽系目直視者心經絕也
頭為諸陽之會摇頭者陰絕而陽無根也
王肯堂曰心之於卦離也陽外而陰内也陽
反獨留則心血已虛而惟浮游之火獨光耳
經曰病人心絕一日死何以知之肩息回視
立死一云目停々二日死

唇吻反青四肢漐習者此爲肝絶也

金鑑曰唇吻之色當赤而黄反見青色者木土相尅也四肢汗出漐漐不已此爲肝絶也

成無已曰脣吻者脾之候肝色青肝絶則真色見於所勝之部也四肢者脾所主肝主筋肝絶則經脉引急發於所勝也經曰病人肝絶八日死何以知之面青但欲伏眠而不見汗出如水不止一云二日死

方有執曰口脣邊曰吻四肢手足也漐漐汗出貌習烏數飛也言手足顫搖如烏之習飛奮振而不已也

環口黧黑柔汗發黄者此為脾絶也

金鑑曰脾之華在唇四白環口黧黑其華萎矣冷汗陰黄皆脾絶也

方有執曰口為脾之竅黧黑者熏黄黑暗土敗之色也柔汗俗謂冷汗是也

張錫駒曰脾主四白環口黧黑土敗而水侮也柔汗者柔汗者柔軟而膩脾之真液黄者脾之真液洩而真色見故為脾絶也

章楠曰柔汗即油汗脾液外脱故發黄為脾絶也

王肯堂曰經曰病人脾絶十二月死何以知

之口冷足腫腹熱臚脹泄利不覺出無時度

一云五日死

溲便遺失狂言目反直視者此爲腎絶也

金鑑曰腎司二便溲便遺失腎絶也腎藏精

與志狂言直視精志俱敗也

方有執曰溲便遺溺也腎司闔闢闔闢廢故

二便皆無禁約也經曰腎藏志狂言者是失

志矣失志者死腎主骨骨之精爲瞳子反目

直視者骨之精不上榮於瞳子而不能轉也

王肯堂曰經曰病人腎絶四日死何以知之

齒爲暴枯面爲正黑目中黃色腰中欲折自

汗出如流水，一云人中平，七日死。

問曰：上工望而知之，中工問而知之，下工脉而知之，願聞其説。師曰：病家人請云：病人若發熱，身体疼，病人自卧。師到，診其脉沉而遲者，知其差也。何以知之？若表有病者，脉當浮大，今脉反沉遲，故知愈也。

金鑑曰：此下皆詳望問而知之之類也。望謂觀其形之盛衰、色之深淺；問謂詢其情之苦欲、病之根因；脉謂診其脉之陰陽，合乎形色也。設病家人來請，告以病者苦發熱，身体疼，師到，病人自卧，診其脉沉而遲，知其差也。何

以知之表有病脉當浮大今反沉遲而無表脉且無表證故知愈也

◎張錫駒曰有問發熱身疼脉反沉遲是陽病而見陰脉何以說得愈也答曰是必望其有恬然嗜卧之狀問其有熱除身輕之意而後合脉以斷其愈也

◎成無已曰望以觀其形證問以知其病所苦脉以别其表裡病若發熱身疼邪在表也當卧不安而脉浮數今病人自卧而脉沉遲者表邪緩也是有裡脉而無表證則知表邪當愈也

◎周揚俊曰按病人發熱身疼為患而後能自卧之理察之於脉又復沉遲何也表證脉當浮大今沉遲是反静也然沉遲二字亦須理會設若脉見陰證又見卧安知不倖少陰乎殊不知自卧與嗜卧大別嗜卧者極欲卧而究竟不能安寢故名嗜卧也況沉遲與浮大對言正靈邪退之象意在言外學者能於此處体認便天機活潑似疑而愈信矣

◎章楠曰如太陽下篇有頭痛發熱身疼之表邪而脉反沉為陽證見陰脉用四逆湯救裡者故必兼審外証方可斷之讀仲景書必將

痛

前後各條互勘始識其義不可拘一隅而以辭害意也。以下各條皆然。

假令病人云腹内卒痛，病人自坐，師到脉之，浮而大者，知其差也。何以知之？若裡有病者，脉當沉而遲，今脉浮大，故知愈也。

金鑑曰：病家人來請云腹内卒痛，屬師到，病人自坐，無苦容，診其脉浮而大，知其差也。何以言之？裡有病，脉當沉細，今反浮大而無裡脉，且無裡證，故知愈也。

方有執曰：卒痛，言倉遽作痛也。浮大屬陽，故知裡邪已散也。

成無己曰：腹痛者，裡寒也。痛甚則不能起，而脉沉遲。今病人自坐而脉浮大者，裡寒散也，是有表脉而無裡證也，則知裡邪當愈。是望證問病切脉三者相參而得之，可為十全之醫。鍼經曰：知一為上，知二為神，知三神且明矣。

章楠曰：腹痛陰邪内結，脉當沉細，若反浮大，其氣已通，故知其病愈也。上條表邪，此條裡邪，皆憑其脉而明，大端如是也。

張路玉曰：設卒痛便見浮大之為脉不應證矣。

師曰病家人來請云病人發熱煩極明日師到病人向壁卧此熱已去也設令脉不和處言已愈

金鑑曰不和當是自和若不和如何言愈

又曰此申上二條之義也病家人来言病者發熱煩極師未即去明日到病人向壁静卧此熱已去因知其差假令脉不和緩未可言愈必和緩而始可斷其已愈也推之腹痛亦然此篇云設有不應消息諸看消息者謂今日之望異於昨日之向聞也

方有執曰明日到則病有進退之機可知也

病人向壁卧可以擬其安而熱已去也設脉不和言雖未至平静亦無躁疾之謂也

章摘曰設脉小有不和亦强弩之末矣處言已可向愈也

張路玉曰熱退身凉而安静雖脉不和爲邪退未久故尚未平復不當以脉病人安例之假令向壁卧聞師到不驚起而盻視若三言三止脉之嚥唾者此詐病也假令脉自和處言此病大重當須服吐藥鍼灸數百處乃愈

金鑑曰此設治詐病之法也彼以詐病我以詐治非良工不能具是巧也

章楠曰：向壁卧，其人安静也。不驚而起，左右盼視，身健心清也。問其病狀，三言三止，吞吐支吾，無痛苦可說也。脉之，嚥唾，無呻吟之聲，而脉自和，則灼知其為詐病矣。即以危言恐之，彼畏毒藥針灸，其病自愈，是以詐治詐之妙法也。

師持脉，病人欠者，無病也。脉之呻者，病也。言遲者，風也。搖頭言者，裡痛也。行遲者，表强也。坐而伏者，短氣也。坐而下一脚者，腰痛也。裡實護腹如懷卵物者，心痛也。

金鑑曰：陰陽相引，故欠。欠者，先引氣入，而後呵之故謂之呵欠陰陽不相引則病相引則和故曰欠者無病也診脉時有呻吟痛苦之聲故曰呻者病也言遲者語言蹇濇故曰言遲者風也搖頭言者痛極难以發聲搖頭以意示緩故曰搖頭言者裡痛也行遲者風痛筋絡不利故曰行遲者表强也坐而伏者氣不能接故曰坐而伏者短氣也凡腰痛者皆不能坐即略坐非伸足依倚不可故曰坐而下一脚者腰痛也凡心痛者皆傴僂護其痛處故曰裡實護腹如懷卵物者心痛也

方有執曰舌强則言遲經絡拏急則舌强筋

攣則經絡拘急肝屬木其合筋其主風頭屬陽裡屬陰頭搖者陰不與陽和也短氣者裡不足也此條八者皆望而知之之事也

張志聰曰師持脉者猶言師但持脉而不問也八者皆察人之神情得人之病機所謂望而知之者

章楠曰呻者腎病也言語遲澁者內風痰阻也此明望診之法也

黄坤安曰平人神倦若睡則欠呵非病也故欠者無病身有痛苦則呻故呻者有病內風者內濕外燥語言蹇濇故言遲為風也

濬按：欠者，張口呼吸，或伸擘展腰，以陰陽相引而然也。內經云：人之欠者，何氣使然？曰：陰陽相引，故數欠。可知勞倦神疲而為欠者，即陽不勝陰之候。又有飲食停阻，脾不能伸則欠。仲景所言欠者無病，必以四診參之，方言無病也。

問曰：人恐怖者，其脉何狀？師曰：脉形如循絲纍纍然，其面白脱色也。

金鑑曰：人病恐怖者，陽神不足也。陽不足則恐，神不足則怖。恐則血隨氣下，故面脱色不潤澤也；怖則氣隨神亂，故脉形如循絲纍纍

然而亂也

◎方有執曰恐怖惶懼也循理治也絲言細也纍纍聯絡貌脫色猶言失色也蓋內氣餒者則外色奪所以有卒然之變也

◎程應旄曰此示人察色合脉之法恐則氣下神被奪也故脉細而且不定面色白而且脫也

◎章楠曰經曰恐則氣下其陽氣沉鬱故脉如絲而纍纍濇漆心之華在面心氣抑而不升故面白脫色也

◎周揚俊曰經謂血氣為人之神又曰血奪者

色夭然不澤其脉空虛以心受恐怖其神氣不伸則血脉隨伏故脉氣内弱而面色外脱也

黄坤載曰腎主恐素問氣厥論恐則氣下下之極則腎也少陰之脉微細恐怖少陰之氣動故脉細如絲纍纍然驚懼不安之象也恐主於腎而六脉俱細蓋諸藏奪氣改而從腎也肝藏血而主色色者血之華也肝氣下而榮血為不能華也木虛而金氣乘之故色脱而面白白者金色也此望切之法也

問曰人不飲其脉何類師曰脉自濇脣口乾燥

也

◎金鑑曰津液少則脉濇脣口因以乾燥此因不飲而然非由此而不飲也

◎程應旄曰不飲如與人鬥氣至二三日湯水不沾脣之類肺失游溢精氣故脉濇而唇口乾燥也

◎章楠曰飲字下脱落一食字也人不飲食則胃無津液生化榮血少而脉濇也脾胃之氣榮於口脣而津氣不升故唇口乾燥也

◎黃坤載曰水精四布五經並行是以經脉流利而不濇脣口滑澤而不燥不飲則經絡失

涕故脉自濇孔竅不潤故唇口乾燥也

問曰人愧者其脉何類師曰脉浮而面色乍白乍赤。

◎金鑑曰愧者羞也羞則神色蕩而不定故脉浮而面色乍白乍赤也此皆察色合脉以意消息而知之之類也

◎程郊倩曰以上數條不論有病無病凡人有所負於中輒復形之色與脉也於此推之以意消息則諸病之情無不可即外以徵内矣

◎章楠曰志氣之帥也心之所之氣亦至也其心愧怍志一動氣故脉浮而面色乍白乍赤

也

黄坤載曰：愧發於心，心動火炎，故面作赤。赤者心之色也。火炎金傷，故面色作白，白者金之色也。心脉浮，肺脉亦浮，心肺氣動，是以脉浮。人愧而汗出者，心動火炎而刑肺金，故氣洩而為汗也。

問曰：脉有災怪，何謂也？師曰：假令人病，脉得太陽，與形證相應，因為作湯。比還送湯，如食頃，病人乃大吐，若下利，腹中痛。師曰：我前来不見此證，今乃變異，是名災怪。又問曰：何緣作此吐利？答曰：或有舊時服藥，今乃發作，故災怪耳。

金鑑曰脉有災怪為因藥而変災怪也假令人病太陽病得太陽脉脉證相应因為作太陽病湯藥與服之比還如食頃病人乃大吐下利腹中痛衕向曰我先来不見此證今乃災变怪異緣何作此吐利病者答曰或有前時服藥今乃發作故為此災怪耳詮向因醫家之事亦須病人毫無隱諱方能盡醫所長仲景為病家服藥未告於醫〻失向先服何藥故出此條以示戒耳

成无已曰醫以脉證與藥相對而反変異為其災可怪故名災怪

張志聰曰：脉得太陽與形証相应者，如太陽病脉浮，頭項强痛而惡寒，此脉与證相应也。或有舊時服藥，今乃發作者，言送湯如食頃，所投之藥未週於經，必舊時服藥之故也。

周揚俊曰：視病者當臨時詢問曾服何剤，庶不為他人分謗。不然，且疑今用之藥反不应証，幾何不自貽伊慼歟。

沈金鰲曰：此段辨脉審症，推究以至于極也。脉得太陽，必用散邪升陽湯劑，舊服藥今發作，必是寒凉之藥舊存于裡，今得治表之湯，寒邪在表未及驅逐，而寒藥在裡先發作，而

吐瀉矣故曰災怪然寒藥中存者得吐瀉可除即今表邪亦不治而自散矣何也吐上越必有汗可解也

△辨脉法篇

金鑑曰辨者別也辨脉者辨别諸脉之名也法者諸脉部位至數形狀相類相反別之各有其法也脉名者如浮沉遲數滑濇諸脉之名是也部位者如浮中沉上下之部位是也至數者如遲三至數六至之至數是也形狀者如滑流濇滯之形狀是也相類者如弦與緊滑與動之類是也相反者如浮與沉遲與

實對之反是也皮膚取而得之謂之浮筋骨取而得謂之沉此以脉之上下部位而得名也是則亢脉因部位而得名皆統乎浮沉矣如浮而無力謂之濡沉而無力謂之弱浮而極有力謂之革沉而極有力謂之浮中沉俱有力按之且大謂之實浮中沉俱無力按之且大謂之虛浮中沉極無力按之且小似有似無謂之微浮中沉極無力按之且大渙散不收謂之散浮沉有力中取無力謂之芤按之至骨推尋始得謂之伏此皆以部位兼形狀相反而得名者也一息三至謂之遲一息

六至謂之數此以脈之至數而得名者也是則凡脈因至數而得名者皆統乎遲數矣如一息四至謂之緩一息七至謂之疾數時一止謂之促緩時一止謂之結至數不乖動而中止不能自還須臾復動謂之代此皆以至數兼相類而得名者也流利如珠謂之滑進退艱難澀滯謂之濇此以脈之形狀而得名也是則凡脈因形狀而得名者皆統乎滑濇矣如脈形粗大謂之大脈形細小謂之小來去迢迢謂之長來去縮縮謂之短來盛去衰謂之洪其形如豆動搖不移謂之動狀類弓

弦按之端直且勁謂之弦捺絃則粗按之左右彈指謂之緊此皆以形狀兼相類相反而得名者也此辨脉之大概也読者於此能詳審而擴充之則進乎法矣今以浮沉遲數滑濇六脉別之以為綱以大小虚實諸脉辨之以為目務使陰陽標本虚實寒熱心中有據指下無差庶心手相得而辨證處方自無錯謬矣

浮不沉也主病在表沉不浮也主病在裡遲一息三至也為寒數一息五至也為熱滑往來流利也為痰為飲濇往來澀濇也為血少

氣凝虛不實也為勞倦實不虛也為邪實洪大（而）有力也為積熱大虛而無力也為倖弱微細而隱也小細而顯也為氣少穩端直之象也為水飲長過乎本位也為氣脈短不及本位也為氣少緊如引繩轉索也為寒為痛弱微細之甚也為氣血兩虧濡沉而細也為真火不足動如豆粒動搖之象也為氣血不續伏脉不出也為宿氣凝結又或因痛極而致促數時一止也為熱盛結緩時一止也為宿滅芤邊有中無也為失血代動而中止有至數也亦為氣血不續又為跌打悶亂以及有

娠數月之兆革而堅急也為精血少牢沉而堅硬也為胃氣不和疾數之甚也為極熱散渙而不聚也為衛氣散漫惟有緩者和之至也為無病也凡診脉之要有胃氣曰生胃氣少曰病胃氣盡曰不治乃一定之診法自古良工莫能易也即當於中候求其神氣中候者浮中沉之中也如六數七極熱也中候有力則有神矣三遲二敗寒也中候有力則有神矣脉中有神則清之而熱即退溫之而寒即除若寒熱偏勝中候不復有神清溫之劑將何所恃耶雖然神氣不足猶當察其根氣

根氣者沉候應指是也三部九候以沉分為
根而兩尺又為根中之根也脈學金針

問曰脈有陰陽何謂也答曰凡脈大浮數動滑
此名陽也脈沉濇弱弦微此名陰也凡陰病見
陽脈者生陽病見陰脈者死

金鑑曰此以脈之陰陽辨病之陰陽生死法
也浮大數動滑五者比之諸脈為有餘陽道
有餘故曰陽也沉濇弱弦微五者比之諸脈
為不及陰道不及故曰陰也陰病謂陰寒病
也見陽脈謂見陽熱脈也陽熱脈則浮大數
動滑類也以陰病得陰脈證脈相應死難必

也陰病若見陽脈猶冬盡春生萬物雖未即生然日進生機故曰生也陽病謂陽熱病也見陰脈謂見陰寒脈也陰寒脈即沉濇弱弦微類也以陽病得陽脈證脈相應生可卜也陽病若得陰脈如暑去秋來萬物雖未即死然日趨死候故曰死也蓋天人無二理春夏為陽秋冬為陰陽主生陰主殺故也

方有執曰陰陽者通藏府血氣表裡虛實風寒寒熱而總言之也

程知曰陰病見陽脈而主生者邪氣自裡之表欲汗而解也陽病見陰脈而主死者邪氣

自表入裡正虛邪盛也故正氣實者多見陽脉正氣虛者多見陰脉

張璐曰按弦為少陽脉也此以弦為陰脉者兼見沉濇微弱而言陰病見陽脉者生陽氣内復陰邪外出欲汗而解也如厥陰中風脉浮者為欲愈也不浮為未愈是也陽病見陰脉者死外顯陽證内伏陰寒正衰邪勝也如譫語妄言脉沉細者死是也○又按微為厥陰脉而傳經熱邪亦尺寸俱微豈熱邪至極而脉反微耶殊不知傳寒之邪傳至厥陰正氣雖已大傷而邪氣亦以向衰所以不數實

而反微也

喻昌曰問曰凡陰病見陽脉者生陽病見陰脉者死而有曰病人若發熱身体痛病人自卧其脉沉而遲者知其差也曰沉曰遲非陰脉乎豈亦有陽病見陰脉而愈耶答曰凡陰病見陽脉者生陽病見陰脉者死此二語乃傷寒脉法喫緊大綱至其比例詳情自非一端可盡如厥陰中風脉微浮為欲愈不浮為未愈是陰病貴得陽脉也如譫言妄語脉沉細者死脉短者死脉濇者死是陽病惡見陰脉也又如太陽蓄血病六七月表證仍在脉

微而沉反不結胸其人發狂者下血乃愈此亦陽病見陰脉仲景復推出可生之路見六七日太陽之表證仍在自當現大浮數動滑之脉設其人脉微而沉自當此動數變遲之條而證見結胸今乃反不結胸者明是陽邪不結于太陽之經而結于太陽之有乢膀胱之府果真蓄血勢必發狂而成死證計惟急下其血庶結邪解而乃可愈耳今人但疑抵當湯為殺人之藥而孰知亟奪其正所以再生其人乎又如厥陰下利寸脉反浮數此陰病得陽脉本當愈者設其人尺中自濇則是

陽邪陷入陰中其浮數之脉爲血所持而不露也然陽邪既陷入陰寸脉不加浮數則陽邪亦屬有限今寸脉反浮數其在裡之熱熾盛难除更可類推故知其必圊膿血而成半死半生之証也合兩條論之上條可愈之故全在陰脉見脉既轉深陽邪原有限也下條难愈之故全在陽脉見陽邪既從血下出陽邪不盡血必不止萬一血盡而陽邪未盡能免脱陰而死乎可見陰病陽病二語特舉其大綱至微細所人自會耳大綱云者謂證屬于陰其脉反陽必能鼓勇以卻敵證屬于陽

其脉反陰必難嬰城以固守故得濇弱弦微之脉者其人氣血精血未病先虧小病且难勝况能勝傳經之熱病哉尊問疑陽病見陰脉亦有愈者兹正大徵之闡但所引病人若發熱一段此不過驗病之法耳謂病人若發熱身体痛到診脉時其人安卧則不見有發熱身痛之苦矣加以脉沉而遲表邪又未入裡其從外解無疑所以知其差耳

王肯堂曰大綱當以静躁處言下後静者生躁者死不可拘以陰病見陽脉邪氣外散也陽病見陰脉邪氣乘虛而入也

朱丹溪曰：謹按經言大浮數動長滑為陽，沉濇弱弦短微為陰。論之略去長短二脉，其意何在？若以傷寒為病無長短脉耶？仲景之書言長短者蓋不少也。脉經二十四種形狀亦無長短二脉，又何耶？見字恐當作得字說，猶言表病得裡脉，裡病得表脉。若作自表入裡說，莫有礙否？夫太陽病不解，以漸次傳入陽明少陽，又三陽經之病不解，以漸次傳入於府，悉是可愈之病。又有不傳經不加異氣者，七日後自太陽以漸次傳入陽明少陽與三陽經，亦皆為不治自愈之證，非自表入裡者手初未嘗死此吾之所以不能無疑也考之論中陽病得陰脉有本病自得者有因醫而得者仲景著治法甚詳如太陽病得之八九日如瘧狀發熱惡寒熱多寒少不嘔清便欲自愈一日二三度發脉微緩者為欲愈也夫脉微而惡寒者此陰陽俱虛不可更發汗更下更吐也夫太陽病如瘧狀發熱惡寒非陽病乎曰脉微非陰脉乎又傷寒五六日頭汗出微惡寒手足冷心下滿口不欲食大便硬脉細者此為陽微結必有表復有裡也汗出為陽微假令純陰結不得復有外證悉入在

裡此名半在裡半在表也脉雖沉緊不得為少陰病所以然者陰不得有汗今頭汗出故知非少陰也可與小柴胡湯非陽病乎曰微曰沉非陰脉乎此皆陽病之得陰脉者慮是兼述證之陰陽如此者不一未暇枚舉誠恐論意因是因病察脉求其所謂陰陽而為生死之辨為之傳經者必須推廣先賢之意以開後學倘非推明證之陰陽惟以脉與病參之則後學何所適從此吾之所以重有疑也

張兼善曰或謂經言大浮數動滑此名陽也沉濇弱弦微此名陰也夫高陽生又以弦脉

編入七表而爲陽者何也弦者不足之脉也乃發汗後病在表裡之候也故云弦則胃減所以爲陰也夫高陽生以弦爲陽者因仲景云脉浮而緊者名曰弦也弦者狀欵弓弦按之不移則爲弦也只因一箇浮字故編入表脉也殊不知脉浮而弦病方在表當未汗之時則爲緊也已經發汗之後則爲弦也此一定之論大概與緊相類然其時則不同但脉候元微不若以未汗已汗爲法則無差失之患矣

許氏曰仲景之意以弦脉爲陰者兼合乎衆

脉而言之也且浮大者陽也兼之以濇弱弦微之類安得不爲陰也若夫沉微而弦沉濇而弦沉細而弦皆爲陰證之脉也蓋少陽之脉弦者仲景之意以一脉而言之也然少陽之氣通于春〻之脉弦者以應春陽時令之脉也豈得不爲陽乎如浮大而弦洪長而弦浮滑而弦浮數而弦者皆爲陽也仲景以弦脉分陰陽二用之理其義微矣王叔和以弦脉爲陽而不言弦爲陰者是以獨指一脉而爲雜病也故仲景之脉不可與雜病同日而語也

章虛谷曰此條陰病陽病方是言陰經陽經之病合其脉象以明虛實吉凶之理也人身陽經在表而通府陰經在裡而通藏凡大浮數動滑為陽沉濇弱弦微為陰皆言病者之脉也病在陰經而現大浮數滑動之陽脉是元氣勝而邪勢外出也故為生病在陽經而現沉濇弱弦微之陰脉是元氣敗而邪必內陷也故為死如有身熱頭痛之證為陽經病如無陽證而止惡寒身痛則為陰經病也即此而虛實吉凶之脉證皆可類推矣且人身陰陽和平則無病而生化之道陽生則陰長

陽敗則陰消陽先陰後陽倡陰隨故二者以陽為主也凡治正不勝邪之病則必先扶其陽陽氣振再補其陰以和之此一定之要法也若其病邪偏於陽亢者又不可拘執先陽後陰之說餘可隅反矣

此條柯氏論脉最詳不錄當參考見傷寒總論卷一第三頁又第五頁辨陽病見陰脉者死最適論當參考

脉来緩時一止復来名曰結脉来數時一止復来者名曰促陽盛則促陰盛則結此皆病脉

金鑑曰緩四至脉也緩時一止復来者名曰

結數脉六至脉也數時一止復来者名曰促脉陽盛則促陰盛則結陰陽偏勝則病故曰此皆病脉也

王肯堂曰結促代皆動而中止但自還為結促不能自還為代無常數為結促有常數為代結促為病代為死脉不可不辨雜病脉結促多有痰飲瘀血阻滯隧道而然不然者病多难治也太陽病下之脉促不結胸為欲解未必盡兇也少陰脉手足厥冷脉促宜灸之非必皆陽盛也

張路玉曰結促是有留滯於中故見止歇力

能自還與代脉各别

程郊倩曰陽盛則促者脉行疾而遇阻則蹶也陰盛則結者脉行遲而遇阻則停也。或問此之促結與桂枝去芍藥加附子湯之促炙甘草湯之結何處分别曰促結則同而脉勢之盛衰自異彼之促者疲於奔而自歇也彼之結者不能前而待替也非関前途隙阻或百步而後止或五十步而後止則是行不動也。此處之結促曰陽盛陰盛則彼處之結促自是陽虚陰虚此處曰病脉則彼處自是平脉周揚俊曰：緩與數皆表證也，而中間俱有一止，其故何也？緩爲陰脉，數爲陽脉，因其人内有停積痰飲，其氣自内達外不能宣越，因見結促也。經云陽盛陰盛者，乃外邪挾積而愈盛也。常見不挾外邪而亦得此脉，又是内積滯而爲之阻也。

章楠曰：促結之脉無定數也，皆邪阻結經脉之病也。若歇止有定數者，名代脉，是臟損之脉也。

脉按之來緩，時一止復來者，名曰結。又脉來動而中止，更來小數，中有還者反動，名曰結陰也。

脉来動而中止不能自還因而復動者名曰代陰也得此脉者必難治

金鑑曰按脉之来緩時一止至名曰結陰也数語文義不順且前論促結之脉已明當是衍文　註曰脉来至数不乖而中止不能自還因而復動名曰代乃一藏無氣求他藏以代續之故也凡病得此脉者必為难治蓋以促結之止如急行而蹶雖然中止即能自還非代脉之止可比也

周揚俊曰代者止而不能自還則是陽氣衰微本藏之氣垂絶他藏之氣代之故名曰代

傷寒心悸脉代炙甘草湯一法是難治之證

若雜病見之則必死也

張路玉曰代脉是陽氣衰微不能自還雜病

見之必死惟傷寒有心脉代者客飲停留故

也

陰陽相搏名曰動陽動則汗出陰動則發熱形

冷惡寒者此三焦傷也若數脉見於関部上下

無頭尾如豆大厥厥動揺者名曰動也

金鑑曰素問曰陽加於陰謂之汗陽加於陽

豈有汗出之理陽動則汗出二字當是發熱

二字陰動則發熱二字當是汗出二字

又曰動者躁動也謂陰陽互相鼓擊而不甯也動陽脉也寸為陽陽乘擊於陽故陽動發熱也尺為陰陰乘擊於陰故陰動汗出也關界乎陰陽則陰陽互相乘擊故發熱汗出同見也此為動而有力陽盛之候若按之不鼓是為陽衰之診則必形冷而不發熱汗出而必惡寒非搏擊陽盛之動乃擾亂陽虛之動也由三焦之陽氣傷則不能外温肉分故有是證也動脉之狀頗似數脉惟上下無頭尾如豆大厥厥動搖故名曰動也厥厥音謂似有根之搖動動而不移非若滑脉之流動動

而不居也

方有執曰：陰陽相搏之陰陽，以二氣言；陽動陰動之陰陽，以部位言。下言動脉之定位與其形狀。厥厥，舉發貌。

程知曰：陽升陰降，交通上下，往來於尺寸之間，則冲和安靜。惟陽欲升而陰不足以和之使降，則兩相搏擊，其脉必數而厥厥搖動，見於關上也。

王肯堂曰：陽欲降而陰逆之，陰欲升而陽逆之，兩者相搏，不得上下，鼓擊之勢隴然高起，而動脉之形著矣。然必見於關上者，何也？以三部言之寸陽也尺陰也關陰陽之中也故曰陽出陰入以關為界是為陰陽升降往来之位者関也然則相搏而動不於此見之而誰見乎内經手少陰脉動甚者為妊子謂手陰俞神门穴中脉動甚為有妊之兆非言動脉言動脉自仲景始龐安常曰関位占六分前三分為陽後三分為陰若當陽寸口動而陰静法當有汗而解素問曰陽加于陰謂之汗若當陰連尺動而陽静則發熱素問曰尺粗為熱中若大汗後形冷惡寒者三焦傷此是死證按陰陽之氣實證則實躁動則虚或

動乎陽或動乎陰陽動則陽虛矣故不能衛於膚腠而汗出陰動則陰虛矣故不能濡於肌肉而發熱仲景又云陽微則惡寒陰弱則發熱是也厥厥動搖者不與三部脈混如人在衆中不與衆合名之厥厥也後之說脈者指下尋之似有舉之還無再再尋之不往不來曰動則與仲景之言相反矣

章楠曰陰陽二氣不循升降出入之序互相搏擊其脈兩旁搖動如豆而無頭尾因上下不相貫也舉上言之使人易明非謂動必在關上也浮部寸部為陽而主表故陽動則氣

外淺而汗出也沉部尺部爲陰而主裡故陰動則氣內鬱而發熱也氣之升降出入必由三焦三焦傷而表裡不和故形冷惡寒其動脉現於關上者中焦病也中焦病則三焦俱病矣

程郊倩曰陰陽相搏名曰動動者數而兼緊擊於指下之謂浮沉三部均至此爲動之正倅旁之五陽脉例其爲邪氣實可分別以爲汗下法也若止浮而得之或止見於寸口則曰陽動陽爲陰搏則汗出衛虛可知若止沉而得之或見於尺部則曰陰動陰爲陽搏則

發熱榮弱可知至於不發熱汗出而反形冷惡寒者此其動必止見於關上而不及尺寸若字作似字讀上下無頭尾如豆大短而縮也厥厥動搖搖動無勢力也以關部之脈有餘成上下之真不足故為三焦傷夫三焦者人之三元之氣調和内外導上宣下莫大於此傷則元氣衰憊無以溫及分肉故形冷惡寒不但榮衛兩虛而中焦且冷三動皆為正氣不足或養陽或養陰或從陰以引陽分別為治而總非汗下之例孰為動數為陽而不加辨乎

脉浮而緊者名曰弦也弦者狀如弓弦按之不移也脉緊者如轉索無常也

金鑑曰脉浮而緊者名曰弦也此非謂浮緊即弦脉乃謂浮而緊弦之狀也弦緊相類惟恐人將弦作緊將緊作弦故並舉相形以别之也弦者狀如弓弦按之不移即所謂端直也緊者如轉索無常即所謂不端直也端直則不能如轉索轉索則不能似端直更為動急則同所以相類也

方有執曰此明弦緊之辨按之不移言如弦之張于弓一定而不可動移也轉索毋常言

左右旋轉而不可拘也

程知曰緊爲寒邪方盛直細中有轉動急疾之意故謂之如轉索也

張錫駒曰弦緊之分在移與不移耳

沈金鰲曰弦脉按之直勁不動緊脉按之移動如轉索是弦乃緊之有力而硬直者緊乃弦之無力而細直者弦雖兼浮緊而弦自弦緊自緊明矣

張璐曰浮緊而弦者少陽脉也若沉緊而弦即是裡寒陰脉矣

王肯堂曰弦何以爲肝脉耶肝木也以日言

之甲者物始甲而未拆乙者陽尚乙屈而未伸以經言之少陽〻之少也厥陰〻〻盡也以時言之春者萬物始生而未長素問曰脉軟弱輕虛以滑端直以長曰弦以陰中有陽也此曰浮而緊名曰弦浮者陽也緊者陰也陽而未離乎陰也故脉訣列之於陽而仲景列之於陰戴氏則以為半陰半陽之脉也浮字當以軟弱輕虛四字體會之脉訣泥之而曰指下尋之不足舉之有餘則是有浮弦而無沉弦也經曰脉沉而弦者主懸飲內痛是沉中亦有弦也弦緊之狀並如引繩此既以緊

釋弦又恐人混而無别故又别之曰指下不移如弓弦者弦脉也無常如轉索者緊脉也狀如弓弦按之不移即所謂端直以長也端直以長者不轉也轉索無常不端也端便是有常無常便是不端直耳凡病脉弦而耎易治弦而硬难治又仲景曰脉至如轉索者其日死為其緊急不軟無胃氣也

脉弦而大。弦則為減。大則為芤。減則為寒。芤則為虚。寒虚相搏。此名為革。婦人則半產漏下。男子則亡血失精。

金鑑曰脉形粗大有力謂之大浮沉有力中

取無力狀如葱管謂之芤沉而且大按之勁急有力謂之牢浮而且大按之勁急有力謂之革革脈者以鼓革而得名外急中空之象也弦則為勁減其中取之勁外急象也大則為實小其中取之實中空象也此以弦減芤虛二脈形容革脈也女子得之半產漏下男子得之亡血失精寒虛相搏故也

程知曰言弦而虛大之脈也弦則為減謂陽氣減少而寒也大則為芤謂似革中空而虛也虛寒相搏則精血漏失故有革象也

王肯堂曰脈弦而大是其倖也何者弦者為

減減則陽氣不足而為寒大則為芤芤則陰血不足而為虛寒虛相搏氣血變易此名為革也經曰三部脉革長病得之死卒病得之生也孫真人以革為牢諸脉書有牢則無革有革則無牢者要之大似實而弦似長不離乎弦之與大而已惟其雜乎沉伏實長故又有牢之意此經以革與實相類也

問曰脉有殘賊何謂也師曰脉有弦緊浮滑沉濇此六脉名曰殘賊能為諸脉作病也

金鑑曰此下皆殘賊為病之診也相乘之脉為正氣虛隨我所虛而乘及之之謂也殘賊

之脉為邪氣實恃彼之强而虐及之之謂也此六脉者名曰殘賊殘則明傷賊則暗襲脉中有此當屬實邪不論何部但本脉中兼見此脉輙防邪至也

方有執曰諸脉謂各部之脉也作起也言六者若見於各部之脉中則皆能於其部生起病端

張錫駒曰殘傷殘賊賊害也言此六者之脉足以暗傷人經脉血氣如賊之害人而不覺故曰能為諸脉作病也

成無已曰為人病者名曰八邪風寒暑溼傷

於外也飢飽勞倦傷於內也榮衛者陰陽也
經脉者榮衛也為諸經脉作病者必由風寒
暑濕傷於榮衛客於陰陽之中風則脉浮寒
則脉緊中暑則脉滑中濕則脉濇傷于陰則
脉沉傷于陽則脉浮所以謂之殘賊者傷良
曰殘害良曰賊以能傷害正氣也
章摘曰弦者肝氣肆橫也緊者陰邪固結也
浮者氣逆不和也滑者痰火壅盛也沉者氣
閉不伸也濇者營血虛漢也有一部見此六
脉能使諸部之脉為病故名殘賊俗似弦脉
乘脾胃或為疼痛嘔吐之類餘可類推矣

黄坤載曰：殘賊者，殘害而賊尅之也。脉弦緊浮滑沉濇，木旺則脉弦，土虚者忌之；水旺則脉緊，火虚者忌之；表盛則脉浮，裡虚者忌之；裡盛則脉沉，表虚者忌之；血盛則脉滑，氣虚者忌之；氣盛則脉濇，血虚者忌之。此六脉名爲殘賊，能爲諸脉作病也。

寸口脉陰陽俱緊者，法當清邪中於上焦，濁邪中於下焦。清邪中上，名曰潔也；濁邪中下，名曰渾也。陰中於邪，必内慄也，表氣微虚，裡氣不守，故使邪中於陰也。陽中於邪，必發熱頭痛，項强頸攣，腰痛脛痠，所謂陽中霧露之氣，故曰清邪中上陰氣為慄足膝逆冷便溺妄出表氣微虛裡氣微急三焦相溷內外不通上焦怫鬱藏氣相熏口爛舌齗也中焦不治胃氣上衝脾氣不轉胃中為濁榮衛不通血凝不流若衛氣前通者小便赤黃與熱相摶因熱作使遊於經絡出入藏府熱氣所過則為癰膿若陰氣前通者陽氣厥微陰無所使客氣入內嚏而出之聲嗢咽塞寒厥相追為熱所擁血凝自下狀如豚肝陰陽俱厥脾氣孤弱五液注下下焦不闔清便下重令便數難臍築湫痛命將難全

、金鑑曰寸口陰陽俱緊者謂六脉浮沉俱緊

也浮脈緊則霧露之邪中於上焦沈脈緊則寒邪中於下焦上焦指太陽也下焦指少陰也霧露之邪曰潔曰清清邪中上發熱頭痛項强頸攣腰痛脛酸者霧露之邪中於太陽表也寒邪曰渾曰濁濁邪中下陰氣爲慄足脛逆冷便溺妄出者寒邪中於少陰裡也經曰虚邪不能獨傷人必因身形之虚而後客之也蓋因其人表氣虚裡氣不固清濁之邪中傷上下三焦相溷表裡不通以致上焦清氣不宣邪氣怫鬱與藏相熏口爛蝕齗中焦不治胃氣主下而反上衝脾氣主運而反不

轉中焦皆濁榮衛不通血凝不流行也若正
能勝邪衛氣先通其人必先赤黄熱傷之經
必血凝肉腐而外發爲癰膿也若營氣先通
其人必先噎嘔咽塞熱擁於裡〻血凝者自
下狀如豚肝也若正不勝邪陰陽俱逆榮衛
不通脾氣孤弱不能散精五液注下下焦不
闔裡急墜痛圊便數窘命將难全
沈亮宸曰傷寒之證轉熱即佳故少陰厥陰
皆以發熱而愈而凡下膿血與癰膿皆非死
證若陰陽俱厥〻者必利故五液注下下焦
不闔命將難全也

方有執曰：清指風，濁指寒，曰潔曰渾，以天地之偏氣言也。陰中於邪已下至濁邪中下一節，是釋上文。陰即下焦，陽即上焦也。陰氣爲慄已下至血凝不流，是言證。若衛氣前通已下，言變癰膿之故。若陰氣前通已下，言變膿血利之故。衛氣即陽氣，榮氣即陰氣，乃承上榮衛不通而言，而清濁之所以爲病在其中矣。陰陽俱厥已下，言證併於裡而加重，故曰命將難全也。

王肯堂曰：成氏註以浮沉分陰陽，爲太陽少陰俱有緊脉，但浮而緊者太陽也，沉而緊者少陰也又論文但言寸口則不得以關前為陽關後為陰故不得不以浮沉分之然古人所云寸口多兼關尺而言如難經及後章所云水下二刻一周循環當復寸口虛實見焉皆謂手太陰之經渠穴也知此則不必曲為疏解而無疑下焦於寸部之說矣此所言似是濕邪蓋有天之濕霧露雨是也天本乎氣故中上中表中經絡有地之濕水泥是也地本乎形故中下中裡中筋骨乎既明言清邪為霧露之氣矣則所謂濁邪者非地之濕氣而何內經曰風者上先受之濕者下先受之

又云清溼地氣之中人也必從足始若濁邪是寒邪則足太陽當先受之不應獨中下焦而見足膝逆冷便溺妄出之證也或曰審爾則與溼痹脉證不同何也曰溼痹重而此輕惟重則溼氣內流而趨下故其脉沉細其證關節疼痛而煩身色如熏黄惟輕則所傷者陰冷之氣而已故其脉緊其證頭痛項強腰痛與傷寒同也惟濁邪中下焦則與傷寒異以其經犯藏府筋骨肌肉而不止於經絡故耳內慄者身不戰而但心惕惕然慄也難經論五邪以中溼爲腎邪其病足脛寒而逆則

此云足膝逆冷爲胃中濕邪明甚其使溺妄出者則河間所謂邪客於腎部手足厥陰之絡遂孔欝結極甚而氣血不能宣通則痿痺神無所用故津液滲入膀胱而旋溺遺失不能收禁也然則治之柰何曰治天之濕當同司天法濕上甚而熱者平以苦溫佐以甘辛以汗爲效而止當於傷寒法中選用治地之濕當同在泉法濕淫於內治以苦熱佐以酸淡以苦燥之以淡泄之如四逆白通之類亦可也三焦者原氣之別使主通行上中下之三氣經歷於五藏六府也通行三氣即紀氏

所謂下焦稟真元之氣即元氣也上達至於中焦中焦受水穀精悍之氣化為榮衛榮衛之氣與真元之氣通行達於上焦也三焦通則上下內外左右皆通也今表氣微裏氣微急三焦相溷則內外不通矣上焦病則鬱熱內發而為口糜蝕齗中焦病則脾不能化胃之所納而胃中為之溷胃中溷則無水穀之精氣以為榮無水穀之悍氣以為衛而榮衛何由通也榮衛不通則血凝沍而不流矣夫人之所以生者榮衛耳榮衛不通而可以久乎榮行脈中衛行脈外不能一時而通也

有先後欲知榮與衛之孰為先通則於何而驗之若衛氣先通者必先小便赤黄而後發癰膿若榮氣先通者必先噦噎咽塞而後下血如豚肝也

脉陰陽俱緊者口中氣出脣口乾燥踡卧足冷鼻中涕出舌上胎滑勿妄治也到七日以來其人微發熱手足温者此為欲解或到八日已上反大發熱者此為難治設使惡寒者必欲嘔也腹內痛者必欲利也

金鑑曰此承上條互詳其證戒人臨此陰陽混淆之病慎勿妄治也此條之踡卧足冷即

上條之口喎斜斷也此條之反大發熱即上條之癱瘓下血也此條之腹中痛即上條之下重湫痛也此條之惡寒即上條之内慄也脉陰陽俱緊傷寒脉也口中氣出唇口乾燥胃經熱也踡卧足冷少陰寒也鼻中涕出表傷風也舌上胎滑裡無熱也似此表裡陰陽寒熱互實雜揉未定之病慎勿妄治則當審其孰輕孰重孰緩孰急先後施治可也到七日已來其人微發熱手足漸温者此陰退陽復為欲觧也若到八日已上反大發熱者乃邪盛正衰此為难治也設使惡寒如尚在表

若嘔必欲入裡也腹內痛者知邪已入裡內
攻必欲下利也
方有執曰微發熱邪退也大發熱邪盛也惡
寒尚在表也腹內痛已入裡也
王肯堂曰若八日以上當解不解反發大熱
此為逆證不可治也
章楠曰上條表裡三焦皆受邪此條邪纏上
焦肺胃俱逆故口中氣出不得吸入則唇口
乾燥而經氣上鬱不得下行故踡臥足冷亦
是陰濁之邪正在膜原肺胃之間故鼻出涕
舌上胎滑此種病邪非同六經傷寒其邪傳

化未定勿妄治之到七日来人身陰陽氣旺若微發熱手足温者陰邪將陽由裡達表爲欲解之兆也或到八日已上則人身旺氣已過而反大發熱者是邪盛而正氣已竭爲難治也惡寒者胃氣虚而邪内侵必欲嘔也腹内痛者邪入太陰必欲利也更难治也

程郊倩曰口中氣出脣口乾燥乃胃中爲濁之驗到七日以來微發熱手足温者陽回陰去之象從反大發熱者必难治也惡寒者陽奪於上故必欲嘔腹内痛者陽奪於下故必欲利也

脉陰陽俱緊至於吐利其脉獨不解緊去入安此為欲解若脉遲至六七日不欲食此為晚發水停故也為未解食自可者為欲解

金鑑曰按緊去入安之入字當是人字人安謂不吐利也必是傳寫之誤此為晚發水停故也二句與上下文義不屬當是衍文　此發明脉陰陽俱緊內外寒甚至於吐利解不解之義也吐利後脉仍緊為邪未盡不解也緊去脉緩為邪盡人安欲解也若緊去脉遲至六七日不欲食者則胃未和為未解也若欲食者則胃已和雖脉遲亦為欲解也

成無已曰脉陰陽俱緊爲寒氣甚於上下至於吐利之後緊脉不罷者爲其脉獨不解緊去則人安爲欲解也

程郊倩曰吐利後緊脉獨不解則知陽邪雖去而陰寒之本氣仍從緊伏中也此際可專意治其緊矣緊去而吐利隨止此爲人安知陰邪亦欲解也若脉遲至六七日不欲食此非尚有前邪只緣脾土未復續得停水治須補土以勝之使食自可而水之停不解而自解矣○云食自可者爲欲解可悟病後重在培穀氣輕乎袪病邪也

成無已又曰脉遲至六七日不欲食者爲吐利後脾胃大虛内經曰飲食於胃游溢精氣上輸於脾脾氣散精上歸於肺通調水道下輸膀胱水精四布五經並行脾胃氣强則能輸散水飲之氣若脾胃氣虛則水飲内停也若至六七日而欲食者則脾胃已和寒邪已散故云欲解

寸口脉浮而大浮爲虛大爲實在尺爲關在寸爲格關則不得小便格則吐逆

金鑑曰平脉以脉内外候關格此以脉尺寸候關格於此推之凡陰陽盛極皆病關格而

不必定在内外尺寸也寸口脉浮而大浮為正氣大為邪氣實在尺則陰邪實關閉正氣不能宣名曰關關則不得小便也在寸則陽邪實格拒正氣不能化名曰格格則吐逆也

張錫駒曰浮大之脉在於尺則為關陰陰氣不能施化故不得小便浮大之脉在於寸則為格陽陽氣不能宣通故吐逆

成無己曰經曰浮為虚内經曰大則病進浮則為正氣虚大則為邪氣實在尺則邪氣関閉下焦裡氣不得下通故不得小便在寸則邪氣格拒上焦使食不得入故吐逆

朱丹溪曰謹按難經云吸入腎與肝夫盈天地之間者一元之氣也氣之升者爲陽氣之降者爲陰腎足少陰也肝足厥陰也位居下主吸與入其所吸之氣不能達腎至肝而還者此陰弱也浮大之脉屬陽見於寸者陽氣偏盛陰不得配之也爲格主吐逆此無陰則嘔謂見於尺者陰血不足陽往乘之也爲関主不得小便此東垣滋腎丸之意趺陽胃脉氣不宣血不濡名曰関格主水穀不化與食不得入亦陽有餘陰不足故有升而無降也何註文不之及而以邪氣関格閉拒爲言歟

章楠曰寸口者統指兩手之脉也浮為虛者本元虛而氣不固也大為實者邪氣實而閉不通也由是升降失度陰陽不相交通故在尺則下焦關閉不得小便在寸則上焦格拒而為吐逆也素問云人迎脉盛四倍以上為格陽寸口脉盛四倍以上為關陰人迎與寸口俱盛四倍以上為關格關格之脉羸不能極於天地之精氣而死矣蓋頸旁動脉名人迎是胃之本脉主六府之陽兩手之脉名寸口是肺之本脉主五藏之陰故二脉統一身之陰陽也脉比平時盛四倍以上其氣偏亢

極矣猶可調之使平若二脉俱盛則陰陽不交而為関格也関格之脉羸滿則不能盡其所稟天地之精氣而死矣難經以兩手之脉上溢於寸為格下覆於尺為関義與仲景大同也俞氏本仲景乾姜黄連湯法而立黄連進退湯以交通陰陽而治関格方在王晋三古方選註中

方有執曰素问精氣奪則虚邪氣勝則實尺以候陰關閉也不得小便者陰閉於下則内者不得出也格拒也吐逆者陽拒於上則外者不得入也

周揚俊曰浮大倍常則正虛邪實若見尺部者邪閉下焦氣不化則無以出也見於寸部者邪拒上焦氣為逆則必嘔吐也

脉浮而滑浮為陽滑為實陽實相摶其脉數疾衛氣失度浮滑之脉數疾發熱汗出者此為不治

金鑑曰浮為陽滑為實陽實相摶其脉行於外者數且疾矣衛氣行疾榮氣行遲榮衛不相輔而行故曰失度浮滑數疾有餘之脉見發熱無汗有餘之證脉證相合則為可治若見發熱汗出不足之證脉證不合不治明矣

成無已曰浮滑數疾之脉發熱汗出解者邪氣退也若不解者正氣脫也必不可治經曰脉陰陽俱盛大汗出不解者死

張路玉曰浮滑為表實當汗出而解今汗出不解皆緣衛氣熱極較常度行之過疾所以脉反數疾不解況既汗出傷陰則營亦受病是知邪已入府表裡俱熱故难治也

程應旄曰浮則為陽滑則為實而更助以數疾是曰重陽邪氣盛極矣衛氣失度之所由來也今浮滑之脉數疾則風痰實火壅塞於經次間衛氣從何得署失陽度則不寐所以

有風痰卒壅昏迷不省諸證失陰度則不寐所以有癲狂厥怒目不得眴諸證若復發熱汗出則陽氣噴薄出而不止遂致魚口氣粗咽喉响鋸或為登高怒罵卒然僵卧從何治之若早從實處辨而治之於府之表則衛得循經何至卒病而輙有此。浮滑而沉有數疾之陽脉方是失汗失下之陽脉也此症雖見浮滑却非汗證故以發熱汗出為难治亦戒汗則助陽也雖亦有從前得来者然此際不能汗矣

章楠曰脉既浮滑數疾而又發熱汗出者邪

盛而元氣外脱為不治也若汗出而邪退者必身凉脉靜矣内經言汗出而脉躁身熱者死義與此同

脉浮而數浮為風數為虛風為熱虛為寒風虛相搏則灑淅惡寒也

金鑑曰數為虛之虛字當是熱字風為熱虛為寒二句當是衍文風虛相搏之虛字亦當是熱字○風寒在表則脉浮緊風熱在表則脉浮數表受風邪故灑淅惡寒也

成無己曰内經曰有者為實無者為虛氣併則無血血併則無氣風則傷衛數則無血浮

數之脉風，風邪併於衛，衛勝則榮虛也。衛為陽，風搏於衛，所以為熱；榮為陰，榮氣虛，所以為寒。風併於衛者，發熱惡寒之證具矣。

張兼善曰：古今皆以數脉為熱，今仲景以數脉為虛寒，何也？數則為虛，乃陰陽偏負之理，非專寒而專熱也。浮為陽，浮數為陽虛；沉為陰，沉數為陰虛。陽虛者則惡寒，藥用温熱，折陰扶陽；陰虛者則發熱，藥用寒凉，折陽扶陰，使二氣平，其病自愈。且如病在表，脉浮而數，乃陰盛陽虛也。

諸脉浮數，當發熱，而灑淅惡寒，若有痛處，飲食

如常者蓄積有膿也
金鑑曰諸脉浮數謂寸關尺六脉俱浮數也浮則為風數則為熱風熱過鬱於表則當發熱而灑淅惡寒也若有隱痛之處飲食如常者非表邪之診乃內癰蓄積有膿之診於此知浮數之脉不可概為風熱也
王肯堂曰人身有焮腫痛楚處未有不自覺者此條所言尤是內癰故曰蓄積有膿也如胃脘癰肺癰腸癰皆各有辨而胃癰之脉人迎反盛未有不誤以為傷寒者故宜察之
程應旄曰脉證似傷寒若不於若有痛處飲

食如常之證參酌而誤以辛溫發散助其陽熱否則誤以寒凉微熱過住邪氣滯害滋矣

張璐曰若有焮腫為熱壅經絡若無腫處必邪留藏府隨内外而發癰膿也

周揚俊曰按脉浮且數當陽從陰乘而為外邪入裡之候然其一身或有痛處必無定處其飲食必不如常今脉證爾爾知非外邪之患因氣血凝泣發為癰膿以癰疽之發亦必惡寒發熱而脉遂顯浮數矣

章楠曰脉浮數者邪在表也必有發熱惡寒之表證若身有痛處而飲食如常者内氣自

和其痛處為結成瘡蓄積有膿也内經所云榮氣不從逆於肉裡乃生癰腫其邪原在榮衛故脉浮數而發熱惡寒也若毒發於藏者名疽堅硬而皮色不變為陰證危重者也

脉浮而大浮為風虚大為氣强風氣相搏必成癮疹身体為痒痒者名泄風久久為痂癩

金鑑曰六脉俱浮而大浮為風虚大為氣强强者熱也風熱相搏必成癮疹也身体為痒痒者肌虚熱氣外薄故也名為泄風若久不愈則成痂癩痂癩疥癬癘癩之類是也

成無己曰痂癩者癘風也眉少髮稀身有乾

瘡而腥臭經云脉風成癘是也

朱震亨曰經云諸痒為虛血燥不榮肌腠所以痒也

方有執曰經云外在腠理則為泄風又曰泄風之狀多汗汗出泄衣上口中乾上漬其風不能勞事身体盡痛則寒癩疥也

周揚俊曰風襲於表而表虛熱鬱於裡而氣强相持不散必成癮疹而為痒此因汗欲外泄而不得泄風當散而不能散故久久而成癘風也

寸口諸微亡陽諸濡亡血諸弱發熱諸緊為寒

諸乘寒則為厥鬱冒不仁以胃無穀氣脾濇不通口急不能言戰而慄也

金鑑曰按濡浮而無力候陽虛也豈有亡血之理弱沉而無力候陰虛也豈止發熱而已諸濡亡血當是諸濡衛虛諸弱發熱當是諸弱榮虛　寸口者指寸關尺三部而言也諸微謂凡病見微脉皆亡陽也諸濡謂凡病見濡脉皆衛虛也諸弱謂凡病見弱脉皆榮虛也諸緊謂凡病見緊脉皆為寒也諸乘寒者謂諸微濡弱脉亡陽榮衛不足之人一病即見殘賊緊脉則為寒乘病厥也厥於中者鬱

冒昏迷不知痛痒厥於往者戰慄口噤不能言語以平日胃虛損穀脾虛不運中虛不勝外邪也

程知曰諸乘寒者則以陽極虛而陰寒直乘之也故爲厥逆其所以昏冒不知人孫直而無覺者則以胃無穀氣脾不流通故使口噤不能言外戰内慄而厥也

章楠曰寸口諸微者總言兩手諸部之脉微也脉象模糊無力名微爲陽氣亡也浮而無力名濡爲營血亡也沉而無力名弱爲陰虛陽陷而發内熱也絃急名緊爲寒氣凝斂之

象也。乘寒者，感受寒，寒邪則陽鬱爲厥，而經氣上冒，則榮衛皆閉，故身体不仁。不仁者，不知痛痒也。良由胃冬穀氣脾弱不運，則氣濇不通。脾胃之氣行於唇舌者也，寒邪乘之，而氣濇不通，故急舌強不能言，而又戰慄也。

問曰：曾爲人所難，緊脉從何而來？師曰：假令亡汗若吐，以肺裡寒，故令脉緊也。假令咳者，坐飲冷水，故令脉緊也。假令下利，以胃中虛冷，故令脉緊也。

金鑑曰：此詳申上條諸亡陽榮衛不足之人而見緊脉之義也。曾爲人所難，問緊脉爲寒實亦該虛冷亦見緊是從何而来也師曰假令其人亡汗表虛若吐胸虛下利裡虛寒邪乘虛為病或外感寒邪或内飲冷水或中寒陰化皆令脉緊也若與浮同見無汗則為傷寒實邪有汗則為亡陽虛邪與沉同見腹痛下利則為中寒虛邪由此推之凡諸實脉從虛化者即未可謂之實矣

程應旄曰緊則為寒稱曰乘脉今復列之殘賊何義曰虛則為人乘實則乘人凡脉皆然不獨緊也

周揚俊曰脉緊為寒仲景引此三段便可引

仲無窮即可知傷寒在表必浮緊其在裡爲
內傷之緊可知也然外感與內傷雖不同而
脉之緊則總因於寒也
寸口脉微尺脉緊其人虚損多汗知陰常在絶
不見陽也
金鑑曰上條以浮沉見微緊此條以寸尺見
微緊皆陰盛陽亡之診故曰知陰常在絶不
見陽也祇曰虚損多汗者略言之也
程知曰言寸微尺緊爲多汗虚損之證也寸
微弱爲亡陽尺緊疾爲陰勝陰勝於內陽絶
於外故爲虚損多汗

章楠曰：兩手脉皆微，而尺兼緊。微為陽氣亡而虛損多汗，尺緊則下有寒邪，而陽氣根於下者也。一身陽氣已微，而根本之地又寒，則知其陰邪常在，絶不見陽和之氣也。此言内傷兼外感者也。

師曰：病人脉微弱濇者，此為醫所病也。大發其汗，又數大下之，其人亡血，病當惡寒，後乃發熱，無休止時。夏月盛熱，欲着複衣；冬月盛寒，欲裸其身。所以然者，陽微則惡寒，陰弱則發熱。此醫發其汗，使陽氣微，又大下之，令陰氣弱。五月之時，陽氣在表，胃中虛冷，以陽氣内微，不能勝冷故欲著複衣。十一月之時，陽氣在裡，胃中煩熱，以陰氣内弱，不能勝熱，故欲裸其身。又陰脉遲濇，故知血亡也。

金鑑曰：按又陰脉遲濇，故知血亡也，二句與上文義不屬，非有闕文，即是衍文。　病人脉微而濇，詢之為醫大發其汗，又數大下之，所以致此病也。其人亡血，略辭也，謂亡其血氣也。氣亡則陽微，陽微則惡寒；血亡則陰弱，陰弱則發熱。陽微陰弱，故病當惡寒，後乃發熱也。輕者邪不留連，遇所不勝時則愈；重者無休止時，即遇所不勝尤甚也。然惡寒雖遇夏月盛熱欲着複衣所以然者五月之時陽氣在外胃中虛冷大發其汗令陽氣微故不勝寒也發熱雖遇冬月盛寒欲裸其身所以然者十一月之時陽氣在内胃中煩熱又數下之令陰氣弱故不能勝熱也此即論中所謂熱在骨髓寒在皮膚寒在骨髓熱在皮膚沉痼寒熱之病也

王肯堂曰非必遇夏乃寒遇冬乃熱也此但立其例論其理耳

章楠曰脉微弱又濇是榮衛氣血皆傷也胃為衛之本脾為榮之源大發其汗則胃陽亡

又大下〻則脾陰竭而血由脾胃生化脾胃傷而血亦虛也表陽虛則惡寒內陰傷則發熱發熱而仍惡寒以陰陽兩傷而非外感之惡寒發熱故無休止時也五月夏至陰自下升陽從上降故井水反冷陰氣在內陽氣在表因汗下而胃中虛冷又值陽氣在表而內陽更微則不能勝冷故欲著複衣也

寸口脈微而緩微者衛氣疎疎則其膚空緩則胃氣實〻則穀消而水化也穀入於胃脈道乃行水入於經其血乃成營盛則其必疎三焦絕經名曰血崩

金鑑曰寸口脉微而緩微者衛氣踈〻則其表空虛也緩者胃氣實〻則消化水穀也穀入於胃脉道之氣乃行水入於經脉絡之血乃成今榮愈盛而衛愈踈血愈多而氣愈少氣血失其經常之道故曰三焦經氣不能制血〻不歸經故血妄行而崩也

成無已曰衛氣者溫分肉肥腠理衛氣既踈皮膚不得溫肥則空虛也經曰緩者胃氣有餘〻有餘爲實故云緩者胃氣實內經曰食入於胃淫精於脉是穀入於胃脉道乃行也鍼經曰飲而液滲於絡合和於血是水入於經

其血乃成也經常也三焦者氣之道路衛氣
疎則氣不循常度故三焦絕其常度也
方有執曰疎言不能固護實猶言强也穀入
於胃至其血乃成乃承上文穀消而水化也
陰血大下而曰崩者言其不能止靜如山壞
之勢也

寸口脉微而濇微者衛氣不行濇者榮氣不逮
榮衛不能相將三焦無所仰身体痺不仁榮氣
不足則煩疼口難言衛氣虚則惡寒數欠三焦
不歸其部上焦不歸者噫而酢吞中焦不歸者
不能消穀引食下焦不歸者則遺溲

金鑑曰凡經脉内外榮衛也藏府内外三焦也故經曰榮行脉中衛行脉外上焦心肺主之中焦脾胃主之下焦肝腎主之分而言之榮也衛也三焦也合而言之皆本乎一氣之流行隨其所在而得名也脉微而濇榮衛不足不足則榮衛不能相將而行三焦無所仰賴故身体周痺不仁榮氣不足故身煩疼口难言語衛氣不足故惡寒數欠也上焦司降降者清中之濁下焦司升升者濁中之清中焦司升降清者令其上升濁者令其下降今榮衛不相將而行三焦無所仰賴故不能各

歸其部而失其職矣。上焦不歸則濁氣不降，噫氣而吞酸；中焦不歸則升降相違，故不能消穀引食；下焦不歸則清氣不升，故不能約束而遺溲也。

周揚俊曰：榮衛既虛，三焦不能行於各部而上焦部位在膈上，上焦之氣不至則物不傳化；中焦部位是胃中，中焦之氣不至無以腐水穀；下焦之氣在膀胱上口，下焦之氣不旺無以主氣化。故惟有善噫吞酸、不消穀引食與遺溲者，有一部不歸自致一部之證也。經曰：上焦如霧，中焦如漚，下焦如瀆，此有其處

而無其形者也無形之氣不歸則有形之物不化不化則榮衛終無所生也

章楠曰榮衛之氣出於脾胃必由三焦升降循環今榮衛以此其脾胃餒乏可見矣

寸口脉微而濇微者衛氣衰濇者榮氣不足衛氣衰面色黄榮氣不足面色青榮為根衛為葉榮衛俱微則根葉枯槁而寒慄咳逆唾腥吐涎沫也

金鑑曰此詳申榮衛上焦之證也面色黄青榮衛不足之色也惡寒而慄咳嗽唾腥吐痰涎沫肺損之證也肺主皮毛皮毛者榮衛之

所居故肺損則皮聚而毛落榮衛枯槁也

成無己曰榮行脉中為根衛行脉外為葉根葉俱微則陰陽之氣衰也

寸口脉弱而遲弱者衛氣微遲者榮中寒榮為血血寒則發熱衛為氣氣微者心內饑饑而虛滿不能食也

金鑑曰條末心內饑饑而虛滿不能食句此是論脾胃不關榮衛故弱者衛氣微當是陽氣微遲者榮中寒當是脾中寒上下文義始屬榮為血血寒則發熱豈有血寒發熱之理乎衛為氣氣微者當是陽氣微脾中寒者心

內飢闌下條言胃氣有餘自知

金鑑曰此詳申榮衛中焦之證也緩以候胃遲以候脾胃主納穀脾主化穀故能食者胃也能化者脾也今陽微中寒脾胃俱病所以心內雖飢飢而虛滿不能食也

方有執曰飢而虛滿者陽主化穀衛陽衰微不能化穀故虛滿而不能食也

寸口脉弱而緩弱者陽氣不足緩者胃氣有餘噫而吞酸食卒不下氣塡於膈上也

金鑑曰此又詳申中焦之證也寸口脉弱而緩弱者陽氣不足緩者胃氣有餘不足則脾

失健運有餘則胃强能食此胃强脾弱所以雖能食而不能消化也故使吞酸而噫食卒不化氣填脹悶於膈中也

方有執曰陽氣以胃中之陽氣言不足則不能化穀胃氣以胃中之穀氣言有餘言有宿食也有宿食則鬱而生熱故噫飽而吞酸此蓋以飲食之内傷者言也

章楠曰脉弱而緩者指下無力而来去和緩也弱者陽氣不足緩者胃中穀氣有餘也蓋胃以通降為順脉和緩其氣順則胃能納穀為有餘其氣窒則消化遲鈍而上壅噫而

呑酸其食卒不能下所謂濁氣在上則生䐜脹也

趺陽脉遲而緩胃氣如經也趺陽脉浮而數浮則傷胃數則動脾此非本病醫特下之所為也榮衛内陷其數先微脉反但浮其人必大便硬氣噫而除何以言之本以數脉動脾其數先微故知脾氣不治大便硬氣噫而除今脉反浮其數改微邪氣獨留心中則飢邪熱不殺穀潮熱發渴數脉當遲緩脉因前後度數如法病者則飢數脉不時則生惡瘡也

金鑑曰此已下辨趺陽之脉少陰之脉也趺

陽一名衝陽在脚背上去陷骨三寸脉動處乃是陽明胃經之動脉也少陰一名太谿在足內踝後跟骨上脉動處乃足少陰腎經之動脉也趺陽少陰乃古診法越人以十二經雖皆有動脉獨取寸口以决死生者以寸口乃脉之大要會也然此法不行久矣設有危急之病寸口脉不見診此以决死生可也若在平時總不如以關脉爲趺陽尺脉爲少陰更爲愈也如趺陽胃脉遲而和緩是胃氣不病如經脉也今趺陽脉浮而數按之無力浮以候府浮而無力則爲傷胃沉以候藏數而

無力則為傷脾論之病者特為醫下之所為以致榮衛之氣內陷其先數脉變微為脾弱也浮脉仍浮反甚為胃强也胃强則邪氣獨留故大便鞕潮熱發渴也脾弱則脾氣不運故邪熱不能殺穀雖飢不食噫氣而快也醫者前後施治如法而浮數之脉自當遲緩如經則飢欲食病者愈也若施失宜數脉始終不退則生惡瘡也

方有執曰惡瘡與康膿雖不同其為血熱則皆然也

程知曰此言趺陽脉遲緩妄下則有浮數之

變也

章楠曰趺陽脉遲緩即和緩胃氣如常無病之脉也若浮而數者浮而傷胃數為動脾以脾胃相連故同診於一部之脉也胃主通降傷則氣逆故脉浮脾司轉運動則失度故脉數此由誤下所傷非本病也榮衛之氣發於脾胃而脾胃傷故榮衛内陷也數先微者脾氣衰也但反浮者胃氣逆也脾衰不運胃逆不降則糟粕津液不下於腸大便必硬濁壅於上故必氣噫而除除者舒也快也適也

趺陽脉浮而濇少陰脉如經者其病在脾法當

下利何以知之若脉浮大者氣實血虛也今趺陽脉浮而濇故知脾氣不足胃氣虛也以少陰脉弦而浮纔見此爲調脉故稱如經也若反滑而數者故知當屎膿也

金鑑曰按若脉浮大者氣實血虛也二句與上文義不屬當是衍文少陰脉弦而浮豈可謂如經乎當改沉而滑字　脾胃皆病下利今趺陽胃脉浮濇少陰腎脉如常是病在脾不在腎也何以知之浮爲陽以候胃濇爲陰以候脾浮與濇合故知脾氣不足胃氣虛也以少陰脉見沉而滑故稱如經也若沉滑而

數者是陽邪傷陰，故知當尿膿血也。

程知曰：水穀之下利屬於脾胃，而膿血之下利屬於腎，此可該趺陽太谿可辨之也。

章楠曰：趺陽浮濇，故知脾氣不足，不能健運，胃氣虛，水穀不化，而當下利也。以少陰脉弦浮為調者，弦為肝脉，子來扶母；浮為肺脉，金來生水，故稱之經也。若反滑數，則腎中熱而脾虛下利，必協少陰邪熱而尿膿血也。

趺陽脉伏而濇，伏則嘔逆，水穀不化；濇則食不得入，名曰關格。

金鑑曰：按水穀不化之化字當是入字，若是

化字是能食也何名曰格食不得入當是不得小便若有小便是水道通也何名曰關必是傳寫之誤　前論以浮沉尺寸候關格此以趺陽候關格之診法也趺陽者胃脈也脈伏而濇伏則尺寸之陰陽停升降也濇則三焦之元氣不流通也不升降不流通故上則吐逆下則不得小便病名曰關格也

周揚俊曰愚按此關格之獨見於趺陽者以病專在脾胃故也故伏則胃氣滯濇則脾氣寒邪留於中拒格於上又何能消穀而食乎此亦為關格而已矣

章楠曰：趺陽在足跗，胃之動脈也。仲景以統主脾胃之病，蓋脾胃之氣本相連貫也。然後世習熟診於手之右關，或遇脈證不合者，再診足脈以决之可也。其脈伏而濇者，中焦絶無陽和之氣，伏則胃氣閉結，故舊存之水穀不化而吐逆；濇則脾氣不運，故故新食不得入也。中焦病則上下之氣不通，故名關格。然以温中調氣猶可治之，不比前條之陰陽偏亢偏絶也。

趺陽脈滑而緊，滑者胃氣實，緊者脾氣強，持實擊強，痛還自傷，以手把刃，生作瘡也。

金鑑曰：趺陽之脉，以候脾胃，脉當和緩，今反滑而緊者，以滑為胃氣實，緊為脾氣强，滑緊並見，如持實以擊强，故主急痛，痛還自傷脾胃也。以手把刀而成瘡者，猶之操刃自割而貽其害也。

方有執曰：滑為食，故在胃則主穀氣實；緊為寒，故在脾則主邪氣强。持實擊强，言胃實脾强，兩相搏擊而為病，譬如以手把刀而自傷。蓋謂非由藏府而傳變也。

周揚俊曰：趺陽之脉滑緊，而分胃與脾者，必輕取滑多於緊，重取緊多於滑也。以府氣有形疾飲結聚而藏氣窒塞不爲健運則是祇府不宣通陰陽不相和合矣兩相搏擊則兩相受傷痛何可言哉譬之刀瘡此刀割也曰自傷者明爲內傷非外感也

章楠曰脾胃之脉本和緩則陰陽均平今滑爲陽脉胃爲陽府故爲胃氣實緊爲陰脉脾爲陰藏故爲脾氣强以其邪熱在胃而滑食積傷脾而脉緊邪積互攪而痛猶持實擊强而開如手把刃坐之作瘡以喻脾胃自相傷殘非由他藏府所傳之病也

趺陽脉沉而數沉爲實數消穀緊者病难治

金鑑曰胃脉沉而數沉主裡數主熱沉數為裡實熱則能消穀凡裡病得此脉者皆易治也若不沉數而沉緊沉緊為裡寒則為破傷胃氣之診故曰難治也

方有執曰沉以候裡故在脾胃為土實穀氣實也數為熱陽也緊為寒陰也言趺陽主脾胃脾胃主穀穀之氣實若脉見數而陽熱勝陽能化穀雖病不足為害若脉得緊而陰寒勝陰不化穀故為難治

程知曰言趺陽沉數為消穀之病也沉為實沉主裡也數消穀數為熱也緊減為邪勝故

為难治也

周揚俊曰沉數為熱實於內尚能消穀脾雖病而氣猶强故一去其熱則數退而沉自起矣

趺陽脉大而緊者當即下利為難治

金鑑曰下利者不論寒熱皆中虛之病故脉宜小宜緩為病脉相宜則易治也今趺陽胃脉大而緊為病甚脉實則不相宜故為难治也

成無已曰大為虛緊為寒胃中虛寒當即下利下利脉宜微小今反大緊邪盛也故曰难

治經曰下利脉大者為未止

張璐曰趺陽脉緊為寒邪傷胃故必下利下利脉大為邪盛故難治也

章楠曰凡下利氣陷脉必沉弱若反大者脘真不固也緊者陰邪內盛也藏虛邪逼當即下利脉反緊大已無陽和之氣故為难治也

趺陽脉微而緊緊則為寒微則為虛微虛相搏則為短氣

金鑑曰脉見浮微而沉緊虛寒之診也趺陽胃脉似有似無為陽虛重按似緊為中寒胃陽虛寒則氣短矣緊脉主痛而不痛者以緊

兼微雖緊不勁故不痛也

程知曰言趺陽微緊則中氣虛寒為短氣之證也

趺陽脉不出脾不上下身冷膚鞕

金鑑曰趺陽脉伏不出則中焦陽虛脾胃不能上下輸布衛氣不行故病通身膚冷而鞕也

程知曰身冷者衛氣不温也膚鞕者榮血不濡也

章楠曰脾胃主肌肉趺陽脉不出者脾不鼓運而氣不上下周流則肉無陽和以温之身

冷膚鞕脾胃敗矣

趺陽脉浮而芤浮者衛氣衰芤者榮氣傷其身体瘦。肌肉甲錯浮芤相搏宗氣衰微四屬斷絕

金鑑曰胃脉浮芤浮者胃脉衰芤者榮氣傷衛氣衰故身体瘦也榮氣傷故肌肉甲錯也浮芤相搏日久而宗氣衰微生氣少矣四屬斷絕謂皮肉脂髓四者俱竭故一身枯瘦矣

滋養矣

程應旄曰衛以榮為根榮以衛為護而榮衛之統於宗氣者又以趺陽胃為根也

章楠曰榮衛根於脾胃者也衛衰則肉鬆薄

故脉浮榮傷則血虚脱故脉芤由於脾胃虧損也肌肉脾胃所主故作瘦而肌肉甲錯以無津液而枯燥也水穀之氣外達四肢上聚於胸名宗氣脾胃損故宗氣衰而四肢之氣斷絶則痿弱無力矣

趺陽脉緊而浮浮為氣緊為寒浮為腹滿緊為絞痛浮緊相搏腸鳴而轉轉即氣動膈氣乃下

少陰脉不出其陰腫大而虚也

金鑑曰接陰腫大而虚之虚字當是痛字細玩可知　外感六淫之脉浮緊寒氣在外故骨節煩痛内傷胃脉浮緊寒氣在内故腹痛

寒氣相搏腸鳴而轉〻則膈中空氣下趨洞泄也若少陰脉浮不出則下焦陽虛寒氣聚於陰器不得發泄故病疝陰腫大而痛也

方有執曰趺陽之土敗而少陰所以無制也

章楠曰少陰脉秘而不出以致陰腫而変大是寒氣下墜於疝病之類也多由脾胃不和而起也

少陰脉弱而濇弱者微煩濇者厥逆

金鑑曰少陰脉弱而濇弱者胃氣虛故微煩也濇者脉道澀故肢冷也

方有執曰弱為虛損不足脉陰虛生內熱所

以煩然虚煩故雖煩亦微也濇爲少血而不滑不能上與陽相慣接所以厥而逆冷也程知曰言腎脉微濇之病也少陰腎動脉也在足内踝後跟骨上陷中也

少陰脉不至腎氣微少精血奔氣促迫上入胸膈宗氣反聚血結心下陽氣退下熱歸陰股與陰相動令身不仁此爲尸厥當刺期門巨闕

金鑑曰少陰脉不至是腎氣衰微精血少也腎者陰中藏陽者也腎陰虚極不能藏陽之氣上奔迫促胸中宗氣反爲所阻聚而不行血結心下陽氣既奔於上極必退下退下則

膜間熱與陰相動所必然也雖令知覺冥身不仁而不死此為尸厥也當刺期門以適結血刺巨闕以行宗氣庶厥回而復甦也

病六七日手足三部脈皆至大煩而口噤不能言其人躁擾者必欲解也

金鑑曰病至六七日手足陰陽三部脈皆至而浮忽然大煩口噤不能言躁擾不寧者此邪正俱實爭勝作汗之象故曰必欲解也

成無已曰手足三部皆至為正氣盛邪氣雖甚必欲解也

若脈和其人大煩目重瞼內際黃者此欲解也

金鑑曰瞼字當是瞼字，眼弦也，作臉字非。脉和而大煩者，其解未可卜也。若其人目重瞼者，是瞼覆下垂，目欲合也，為陰來濟陽之兆。内際黄者，為胃氣來復之徵，故曰此欲解也。

張璐曰：大煩目重，瞼内際黄，而脉和者，中央之色見于正位，遏熱得以外散也。

問曰：脉病欲知愈未愈者，何以别之？答曰：寸口關上尺中三處，大小浮沉遲數同等，雖有寒熱不解者，此脉陰陽為和平，雖劇當愈。

金鑑曰：脉偏勝則病，脉和平則愈。今寸口關

上尺中三部脉俱見浮沉遲數大小同等陰陽和平之象即有寒熱不解之病雖劇亦當愈也

内經曰寸口人迎兩者相應若引繩大小齊等者名曰平人

程知曰大小浮沉遲數同等謂三部九候無相失也蓋大不甚大小不甚小浮不甚浮沉不甚沉遲不甚遲數不甚數爲冲和平等之象也

問曰凡病欲知何時得何時愈答曰假令夜半得病者明日日中愈日中得病者夜半愈何以

言之日中得病夜半愈者以陽得陰則解也夜半得病明日日中愈者以陰得陽則解也

金鑑曰凡病之起不外乎陰陽以為病非陽勝陰即陰勝陽凡病之愈亦不外乎陰陽以為和非陽得陰解即陰得陽解者謂日中得病今日夜半愈也陰得陽解者謂夜半得病明日日中愈也

方有執曰日中夜半以大略言餘時可倣此意而推之也

脉浮而遲面熱赤而戰惕者六七日當汗出而解反發熱者差遲遲為無陽不能作汗其身必

瘥也

金鑑曰表陽氣虛故脉浮遲邪氣怫鬱故面熱赤正虛邪盛相争故戰慄也至六七則邪當衰應汗出而解若反發熱是邪未衰故差遲也遲者正不勝邪也陽微怫鬱其身必癢以無陽氣不能宣發作汗故也

程知曰此言陽虛不能作汗之脉也浮則邪在肌表遲則陽虛氣怫鬱而不得越則面熱赤正與邪争而不得出則身戰慄至六七日傳經盡當汗解之時乃不得汗反發熱者其差必遲蓋陽虛不能領汗外出其邪熱浮於

肌膚必作身癢也

張路玉曰脉浮而遲爲榮氣不能外行於衞分衞中陽氣不能作汗而差遲致汗濕留於肌表而身癢作瘡也

問曰病有戰而汗出因得解者何也答曰脉浮而緊按之反芤此爲本虛故當戰而汗出也其人本虛是以發戰以脉浮故當汗出而解也若脉浮而數按之不芤此人本不虛若欲自解但汗出耳不發戰也　問曰病有不戰而汗出解者何也答曰脉大而浮數故知不戰汗出而解也　問曰病有不戰不汗出而解者何也答曰

其脉自微，此以曾發汗，若吐，若下，若亡血，以內無津液，此陰陽自和，必自愈，故不戰，不汗出而解也。

金鑑曰：脉浮而緊，邪實也。按之反芤，正虛也。正虛邪實，邪與正爭，故發戰，汗出而解也。脉浮而數，邪未實也。按之不芤，正不虛也。正不虛邪未實，邪不能與正爭，故不戰，汗出而解也。脉不芤，知不發戰也。脉不浮，知不汗出也。脉自微，知曾經發汗，若吐，若下，若亡血也。因內無津液，邪正俱衰，陰陽自和，故不發戰，不汗出而解也。

問曰傷寒三日脉浮数而微病人身凉和者何也答曰此為欲解也解以夜半脉浮而解者濈然汗出也脉数而解者必能食也脉微而解者必大汗出也

金鑑曰脉浮而数按之無力當發戰汗出而解以其人本虚故也脉浮而数按之有力當不發戰但汗出而解以其人本不虚故也脉自微曾經發汗若吐若下若亡血不發戰不汗出而解以其人邪正皆衰陰陽自和故也傷寒三日未經汗吐亡血也脉浮数而微病人熱減身和此謂欲解解以夜半者陽病至

陰時則和也蓋浮數微三脈雖均爲可解之脈然解之微則不無別也如脈浮濈然汗出則邪還於表而解脈數能食則胃和而解脈微必大汗出而解者以其未經吐下其人未虛故均不發戰津液未傷故汗大出而解也

方有執曰三日言徧三陽也脈數不傳陰也微邪氣衰也夜半陰盡陽生之時也濈然和而汗出貌能食胃氣回也

張路玉曰上言脈微故不戰汗出而解此言脈微而解者必大汗出二說相左何也然上以曾經吐下亡血證正俱衰不能作汗而解

此以未經汗下血氣未傷邪正俱盛故必大
戰作汗而解不相左也東垣云戰而汗出解
者太陽也不戰有汗而解者陽明也不戰無
汗而解者少陽也若先曾汗下必不爾矣

夫病脈浮大問病者言但便鞕耳設痢者為大
逆鞕為實汗出而解何以故脈浮當以汗解

金鑑曰脈浮大傷表未解雖有便鞕裡實亦
不可利下何以故因脈浮也當先解其外表
解熱除內外和諧而大便自通矣設用利藥
是為大逆也

成無已曰結胸雖急脈浮大尤不可下下之

即死况此便難乎論中有云本發汗而復下之此為逆若先發汗治不為逆此之謂也

脉濡而弱弱反在關濡反在巔微反在上濇反在下微則陽氣不足濇者無血陽氣反微中風汗出而反躁煩濇則無血厥而且寒陽微發汗躁不得眠

金鑑曰浮而無力濡脉也沉而無力弱脉也沉浮中俱無力似有似無微脉也濇而不流利濇脉也巔謂浮也寸謂寸也下謂尺也脉濡而弱弱反在關濡反在巔微反在上濇反在下謂關微沉弱寸脉微尺脉濇陽虚則寸

脉微血少則尺脉濇，此陽虛血少，不可汗之脉也。陽虛當汗出惡寒，血少當心煩發熱，不可汗之證也。若誤認為太陽中風而發其汗，必致陰陽相失而兩亡，則反煩躁不眠，厥而且寒矣。

仲景平辨脉法補内難之未備，脉學當宗内經、難經為宗。与此弍篇參究，嗣後王叔和撮採内經、难經、仲景脉法，分類為篇，亦不可不肯。余倣王叔和意，輯脉學經旨一書，尚未成帙。俟傷寒從新告竣，然後將脉學經旨繕寫校對無誤，以便臨症之用也。余又著人身譜一書，初學之指南，嗣後即出。　心耕居士識

傷寒從新卷十五終　王少峰抄撮

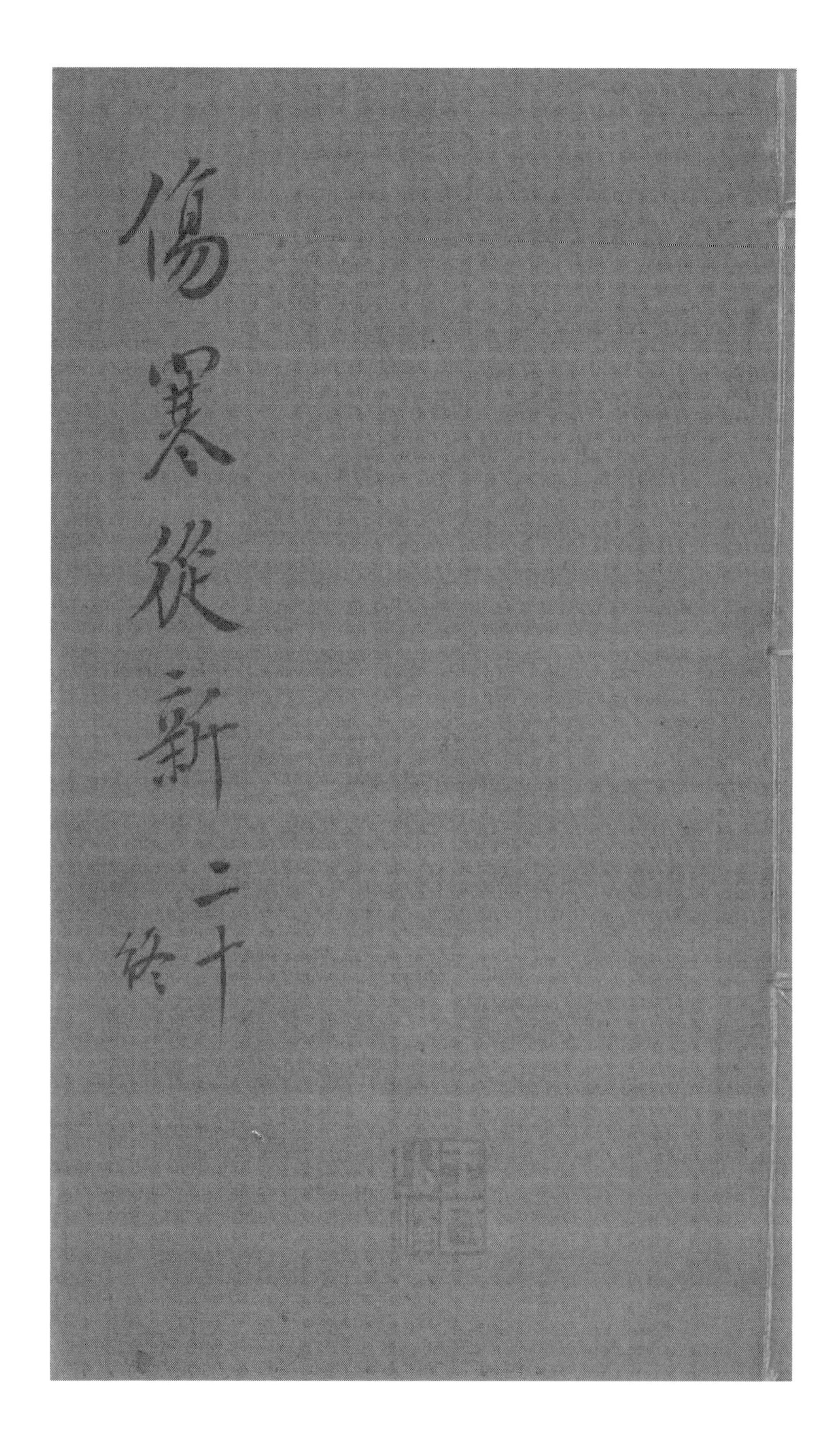
傷寒從新
二十
終

傷寒從新卷十六目錄外編

休陽王少峰輯擧

少陽脉症

少陽三禁

少陽三可

三陰受病傳經欲愈脉症

太陰陰邪脉症

太陰陽邪脉症

太陰陽明表裡同病

少陰陰邪脉症

少陰陽邪脉症

少陰太陽表裡同病

厥陰陰邪脉症

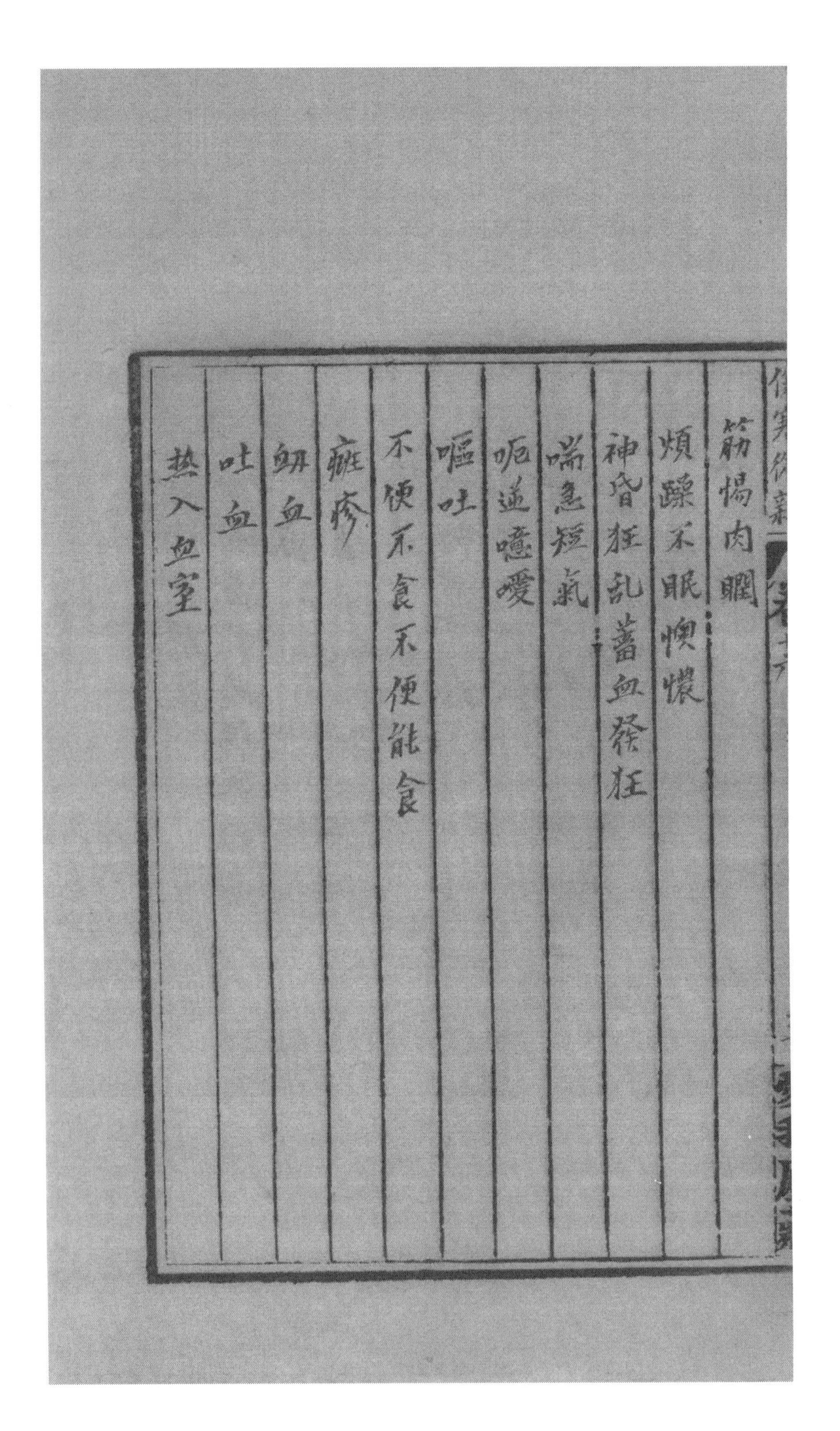

筋惕肉瞤

煩躁不眠懊憹

神昏狂亂蓄血發狂

喘急短氣

呃逆噫噯

嘔吐

不便不食不便能食

瘢疹

衄血

吐血

熱入血室

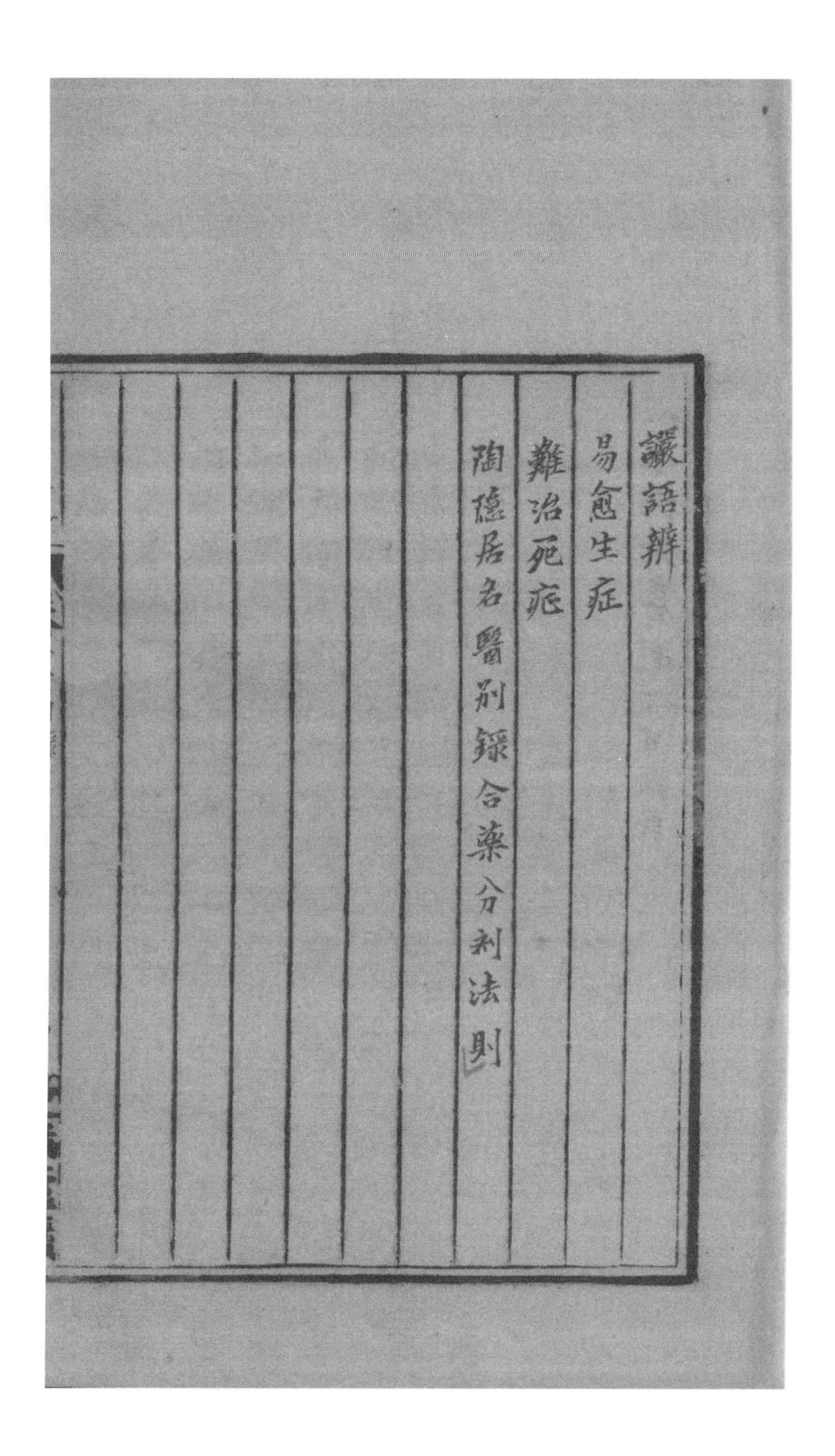

讝語辨
易愈生症
難治死症
陶隱居名醫別錄合藥分劑法則

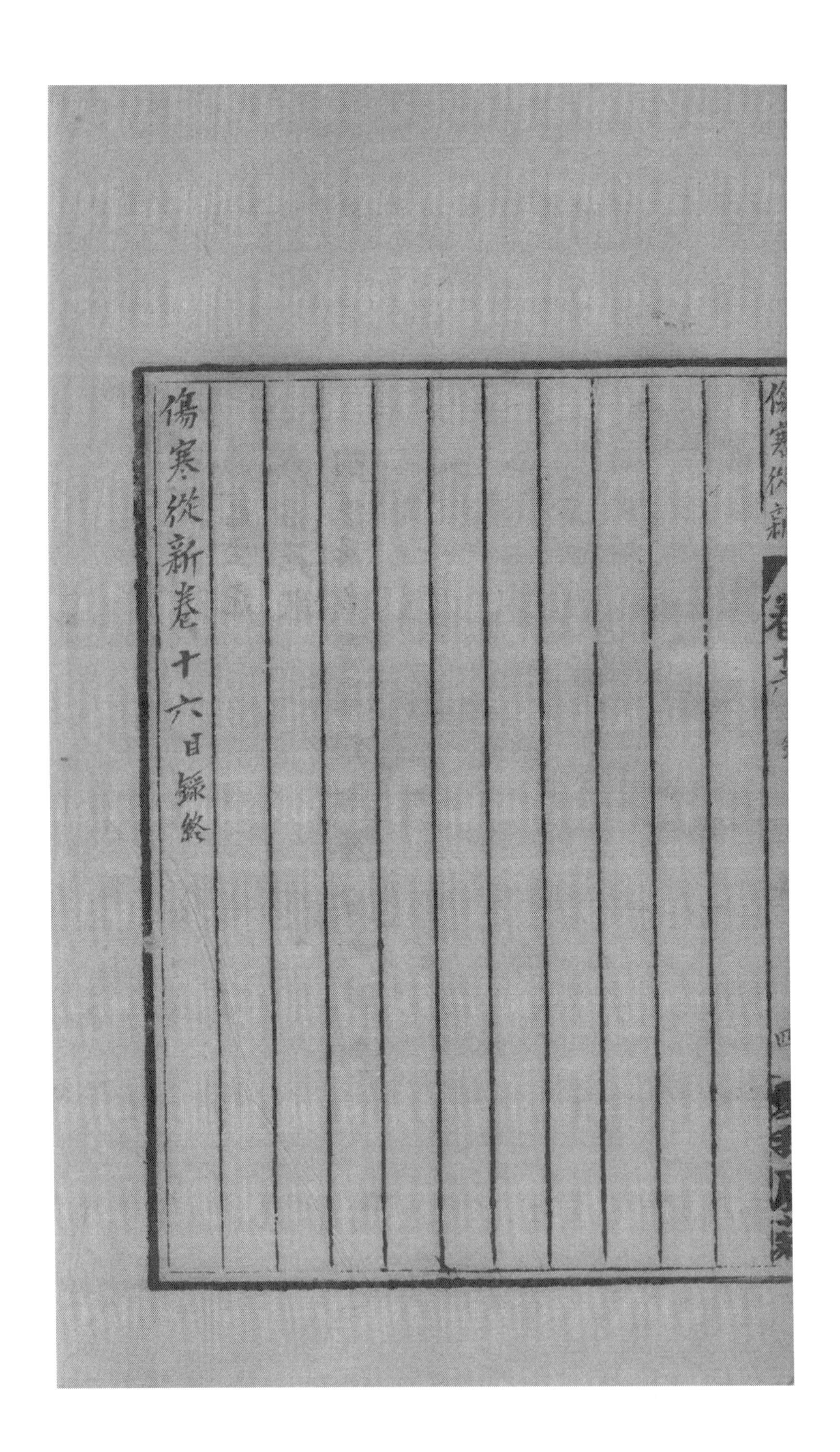

傷寒從新卷十六目録終

傷寒從新卷十六 外篇

新安王少峰輯學
受業張子菴校字

○察舌胎

古来辨舌苔繪圖立説分别至百餘種之多而使從學眩惑莫識端倪茲以管見所及挈其大綱不出陰陽虚實外感内傷之理耳能知綱要則其變化自可類推隅反凡蓋舌為心之苗心在竅為舌又心氣通于舌心屬火故其本色紅凡心脾同氣火土相生故胃氣由心脾發生所以經云二陽之病發心脾二

陽者陽明胃也脾爲己土胃位居中宮統一身之陰陽而主肌肉經曰唇舌者肌肉之本也又曰脾者使之迎糧視唇舌好惡以知吉凶又曰心氣通於舌心和則舌能知五味矣而心主血脉由是可知舌本即心脾之氣血所成更可知舌苔由胃中生氣所現而胃氣由心脾發生故無病之人常有薄苔是胃中之生氣如地上之微草也若不毛之地則土無生氣矣故觀舌本可驗其陰陽虛實審苔垢即知其邪之寒熱淺深也凡辨舌有苔垢之分苔如地上之草根從下生垢如地上浮

垢刷之即去。無根者表分濁氣所聚，其病淺；有根者邪氣内結，其病深也。有根之苔又當分其厚薄鬆實。厚者邪重，薄者邪輕；鬆者胃氣疎通，實者胃氣閉結也。章楠

病之經絡、藏府、榮衛、氣血、表裡、陰陽、寒熱、虚實畢形於舌，故辨症以舌爲主，而以脉症兼參之，此要法也。茲將舌之部位、形色詳列於左，實臨症者之金鑒焉。吴坤安

部位

滿舌屬胃　中心屬胃　舌尖屬心

舌根屬腎　四畔屬脾　兩傍屬肝胆

又舌尖屬上脘　舌中屬中脘　舌根屬下脘

形色

白胎肺經　絳胎心經　黄胎胃經

鮮紅胆經　黑胎脾經　紫色腎經

青滑肝經　焦紫起刺肝經

白胎肺經　候衛分氣分之表邪也肺屬金故白胎應肺

肺主衛主氣主皮毛風寒先入皮毛内應乎肺又太陽主一身之表故肺家之邪即可以候太陽之表仲景麻黄湯亦瀉肺分之邪也

舌無胎而潤或微白而薄者風寒也外症必惡寒發熱而口不渴宜溫散之舌胎白而燥

刺者溫邪也外症必微寒即發熱不已此邪在太陰手經宜凉散之忌足經辛溫藥 舌白而粘膩者濕邪在于氣分也外症必發熱頭重身痛而口不渴宜解肌去濕如桂枝秦艽羌活紫蘇二陳二苓之類

肺分雖兼太陽惟寒邪可用足經辛溫藥若風溫入肺症見發熱口渴咳嗽喉痛舌胎白燥或白邊紅治宜輕清凉解肺經如梔豉桑杏蔞皮象貝前胡薄荷蘇子黄芩桔梗之類主之 吴坤安

金鑑曰舌者心之外候色應紅澤爲無病也

若初感內外紅深則為有熱外紅內紫則為熱甚舌胎滑白則為表寒其胎漸厚則為傳少陽經也熱者宜辛涼汗之寒者宜辛溫汗之在少陽者為胸中有寒丹田有熱也小柴胡湯兩解之胸中指表也淺也丹田指裡也深也故舌白一證有寒有熱也若其胎滑厚與陰脉證同見乃藏虛寒結以理中加枳實溫而開之若其胎乾薄與陽證同見乃氣虛液竭以白虎加人參清而補之若白胎漸變黃色此為去表入裡其熱尚淺表不罷者宜三黃石羔湯已入裡者涼膈散如焦乾色黑

或苔刺裂紋此為裡熱已深宜梔子金花湯兼腹滿痛或大便不通者大承氣湯若舌胎黑色與三陽證見為熱極反見勝己之化清之下之尚可治也若與三陰證見則為水來尅火百無一生治者以生姜擦之其黑色稍退急用附子理中湯四逆輩救之可生

凡胎垢色白者為寒白甚者寒甚也白滑者痰濕也干燥者陽氣虛不能化津上潤也夫衛氣出於肺胃營血根於心脾故衛分之病現於苔垢營分之病現於舌本初感外邪在衛分舌現白胎以胃中水穀之氣被鬱不化

而為寒蔫痰也衛閉則榮氣被遏故苔白而舌尖舌本或反紅甚也此專論外邪須解表疎衛〻氣開則榮氣通白苔退而舌本亦不紅矣若非外邪但胃中病其舌本亦如常色不變也若外邪苔白而見舌本紅甚誤認為火而投涼瀉則外邪內陷中陽不伸反加煩躁更認為火其誤不可勝言矣故有煩渴發熱〻病而苔白者是寒閉其火也經曰火鬱則發之又曰發表不遠熱故用辛溫升發陽氣陽升則火散而津液化煩渴即解也若其白而乾燥者津液已枯雖有表邪不能作汗

則於升散中須助津液如仲景用桂枝湯啜稀粥之例也其白滑而厚者疫濕壅遏若辟表而不開降其疫汗出津泄而中宮仍閉反加煩渴即變乾白之苔治不如法邪入於裡而化熱舌苔即黄 章楠

舌根心脾腎三臟之陰司腸胃傳化之變外感內傷藏府失和則舌上生苔或無苔或剥裂最為臨症時確據 舌白皮白滑者風寒與濕也滑而膩者濕與疫也滑膩厚者濕疫與寒也薄白如無者虛寒也但滑膩不白者濕與疫也兩條滑膩者非內停濕食即痰飲

停胃白如積粉則濕熱或瘦熱也感冒時氣
時有此胎與白胎作寒論者大異
上古不言舌胎言之自仲景始耳風寒濕初
中皮毛也則為白胎寒濕本陰邪白為涼象
故胎色白仲景以為表症立和解法禁用攻
下以邪在表不宜攻裡也○溫病熱病始起
舌滑而薄白或初起即絳色以溫熱病皆裡
先鬱熱也故宜用清苦或用涼切忌用辛青
白胎中兼黑色邪傳少陰也滿舌一色為一
經症邊白與中間白俱傳經症但看白胎之
多少白色多者邪尚多宜清解或半裡並用

苔黄黑灰多或生芒刺及黑點乾裂者則裡
熱已結急用下以清裡有胎白而滑厚者寒
飲積聚膈上由每於十三四過經時忽然生
变最宜先時謹防臟結症亦有白胎觀傷寒
論自知
有舌厚膩如積粉者為粉色舌胎前輩並以
為白胎其實粉之與白一寒一熱殆水火之
不同道溫病熱病瘟疫時行每見此舌並外
感穢悪不正之氣內蓄伏寒化熱之勢邪熱
瀰漫三焦充滿與熱在陽經者異與有熱燥
實者亦異治宜清凉泄熱粉胎乾燥者則急

宜大黄黄連瀉心湯等甚或硝黄下之切忌拘執舊説視爲白胎則大誤事矣醫悟

舌胎兼白〻爲氣故其邪未離氣分可用泄衛透營仍從表解勿使入内　或平素有痰必有舌苔　若舌白如粉而滑四边色紫絳者温疫初入膜原未歸胃府急〻透解吳又可主以達原飲莫待傳陷而入爲險惡之病也葉桂

邪在膜原舌上白胎邪在胃家舌上黄胎〻老变爲沉香色也白胎未可下黄苔宜下

又舌白苔乾硬如砂皮一名水晶胎乃自白

苔之時津液干燥，邪雖入胃不能變黄，宜急下之。又白苔潤澤者，邪在膜原也。邪微苔亦微，邪氣盛胎如積粉，滿布其舌，未可下，久而苔色不變，別有下症，服三消飲，次早舌即變黄。吴又可

余在戊戌年正月中旬患春温症，舌現白胎，口不渴，漸見白苔中心略有色黑，余用羚羊、薄荷、鮮石斛辛凉透發之品，服二帖，其症即愈。又另啖梨子十餘枚，服之全差。余平素有熱痰在肺胃，故舌胎白粉漸見色黑，乃邪傳少陰也。其脉又微濇，此榮衛秘鬱，熱邪不能

外達故譫語神昏嗜卧而以辛凉之品見效若遽若拘執舌白口不渴飲誤以辛温之劑則大誤也 又舌胎白膩服藥十餘帖而膩濁之胎不退必是中宫虚損尚有痰濕蘊内宜用健脾滲痰利濕之品若服之仍如此必不治也余臨症若見舌胎濁膩往看三四回舌胎仍不退者不治之證也 王步峰批識

舌白唇白者中氣虚寒甚也六脉必遲弱二便必清利宜桂附姜等劑加四君子湯 醫存

傷寒舌上生胎不拘滑白黄黑用井華水浸青布片洗净後用生姜切作片子時時浸水

刮擦之其胎自退凡見黑胎如芒刺者必死此熱毒入深十有九死蓋腎水尅心火也又吐不收者用冰片少許搽舌上即收陶氏

舌者心之竅凡病俱現於舌能辨其色症自顯然舌尖主心舌中主脾胃舌邊主肝胆舌根主腎假如津液如常口不燥渴雖或發熱尚屬表症若舌胎粗白漸厚而膩是寒邪入胃挾濁飲而欲化火也此時已不辨滋味矣宜用半夏藿香迨厚膩而轉黄色邪已化火也宜半夏黄芩若熱甚失治則變黑胃火甚也用石羔半夏或黑而燥裂則去半夏而純

用石羔知母麥冬花粉之屬以潤之至孕胎漸退而舌底紅色者火灼水虧也用生地沙參麥冬石斛以養之此表邪之傳裡者也其有脾胃虛寒者則舌白無苔而潤甚者連唇口面色俱痿白此或泄瀉或受濕脾無火力速宜党參焦朮木香茯苓炙草乾姜大棗以振之虛甚欲脫者加附子肉桂若脾熱者舌中苔黃而薄宜黃芩心熱者舌尖必赤甚者起芒刺宜黃連麥冬竹捲心肝熱者舌邊赤或芒刺宜柴胡黑山梔其舌中苔厚而黃者胃微熱也用石斛知母花粉麥冬花露筆花

黄胎胃經　辨陽明裡症之熱邪也陽明燥金從土化故黄色應胃

邪入手經以舌之絳白分心營肺衛也邪入足經又當以舌之黄白分表裡為治也蓋白胎主表黄胎主裡太陽主表陽明主裡故黄胎專主陽明裡症而言辨症之法但看舌胎帶一分白病帶一分表必純黄無白邪方離表而入裡如見舌胎白中帶黄或微黄而薄是邪初入陽明猶帶表症微兼惡寒宜涼散之如黄而兼燥外症不惡寒反惡熱是傷寒外邪初入陽明之裡或溫熱內邪欲出陽明之表此時胃家熱而未實宜梔子白虎

之類清之可也。如厚黃燥刺，或边黃中心焦黑起刺，臍腹脹滿硬痛，乃陽明裡症也，承氣湯下之。

舌胎色黃者為熱，黃甚者熱甚也，黃滑者濕熱也，乾燥者邪熱傷津也。凡現黃苔浮薄色淡者，其熱在肺，尚未入胃，胃熱則苔厚而色深。或苔薄而舌本赤者，營熱也。其淡而不紅者，心脾氣血素虛，苔黃亦必不甚，此當辨本元之虛實、邪氣之輕重而施治法也。其有舌本紅紫雜現而色不勻者，營血內瘀滯也。苔垢雜色並現，或中有边無，中無边有者，胃氣不化也其黄苔雖甚而胸腹無脹滿或雖滿問按之軟而不痛者邪尚在經可用涼解之藥不可大攻大瀉若邪淺而攻深則正傷而邪反內陷成危證也故其本元虛實須視舌本邪之輕重當辨苔垢病之淺深更當按其胸腹問其飲食二便則無誤矣章楠

黄苔多主裡實滑厚而膩者為熱未盛結未定在冬時尚未可遽用攻夏月纔見黄胎即當用下以夏令伏陰在內裡熱即熾而胎不遽燥雖滑厚亦未可信如黄而燥或生芒刺生黑點中心瓣裂則無分何時皆當速下以

存津液有根黄而尖白不甚乾短縮不能伸出者痰挾宿食也亦宜用下痰飲水血諸症舌多不露燥象不可因其未燥而疑心誤事陰寒挾食亦多黄而不燥然黄則實象總宜急下但下法微有分別耳有胎黄厚而舌中青紫甚則碎裂口燥而舌不乾者此陰寒挾食也宜斟酌急下之醫悟

大抵舌黄證雖重若脉長者中土有氣也下之則安如脉弦下利舌胎黄中有黑色者不治之症也舌鑑

金匱曰舌黄未下者下之黄自去

絳胎心經　候營分血分之溫熱也（心屬火故絳色應心　絳深紅色）

心主營主血舌胎絳燥邪已入營中宜清絡中之熱血分之火忌用氣分藥　凡溫邪從口鼻吸入上焦心肺先受如舌胎先白後紅者邪先入氣分後入營分也如初起舌即絳色者邪不入氣分而入營分也宜清解營分之熱犀角鮮生地（丹方無此）丹皮元參之類　暑邪溫瘟出遇此胎亦宜泄營解毒　凡白胎邪在氣分宜解表忌清裡絳胎邪在營分宜清熱忌發汗　經主氣絡主血衛主氣營主血

吳坤安

滿舌明紅並無他胎者爲絳色心之本色也溫病熱病及傷寒邪內傳三焦熏灼心胞先受熱蒸則本藏之色見治宜清心存陰化熱紅中兼有白胎者更感非時之寒也紅中夾兩條灰色者濕熱兼挾寒食也兼黑胎者邪熱傳入少陰也兼黃黑有芒刺者邪熱入府也有紫黑斑或外症兼發癍者心胃熱極也起白疱點者心脾熱灼也若紅色柔嫩望之似潤而實燥乾者數行汗下津液告竭也病多不治醫悟

紅色胆經　候少陽內發之溫邪也少陽相火從火化故紅色應胆

少陽以木火為用溫邪內發必借少陽為出路乃同氣之應也如淡紅嫩紅白中兼紅是溫邪之輕者初起微寒即發熱不已口渴甚者是也宜柴芩梔麹等清解之如純紅鮮紅起刺此胆火而營分熱急宜犀角麹丹銀花露清解之如不解此溫邪伏于少陰而發于少陽之表也症非輕淺速宜重加鮮生地麥冬元參之類以滋少陰之水而少陽之火自解矣大忌風藥又風溫瘟疫等症如見舌胎鮮紅者當從手少陰治

紅舌者伏熱內畜於心胃自裡而達於表也

仲景云冬傷於寒至春變為温病故舌红而赤若更多食則助熱内蒸故舌紅面赤若論湯液無過大小承氣黄連解毒三黄石羔等治之可也

黑胎脾經　辨太陰濕土之寒熱也太陰濕土從濕化易云水就濕故黑胎見脾

太陰濕土所主而水就濕故脾家見症每每舌現黑色　如舌胎灰黑而滑者此寒水侮土太陰中寒症也外症腹痛吐利手足指冷六脉沉細宜理中湯主之　如雜症而現黑滑胎者必是濕飲傷脾宜温中和脾逐飲治之　如白胎而兼灰黑更兼粘膩浮滑者

此太陰在經之濕邪是從雨霧中得之宜解肌滲濕　如白兼黑點或兼黑紋而粘膩者亦屬太陰氣分之濕宜行濕和脾　如黃中兼黑而浮滑粘膩者是太陰濕熱內結宜利濕清熱

若黑而燥刺是陽經注入太陰之熱邪宜清火解毒兼陽明治如屢清不解腹無痞滿硬痛之症者不可妄投承氣是胃中津液乾涸少陰腎水不支宜大小甘露飲主之　如舌胎黑刺大便秘結臍腹硬滿耕痛此燥屎為患也承氣湯下之仍從陽明治　若黑而堅

欲焦刺如荔枝形者乃陽亢陰竭胃汁腎液俱涸也不治若諸書以黑胎為腎氣凌心水來尅火百無一治庸有未驗又有舌之五色分五藏乃五行之死法不足以測傷寒之変也吳坤安

凡黑色苔垢大有虛實寒熱之異其有白苔垢而食酸味其色即黑滑者仍是痰濕而無大熱大渴者須用辛溫苦降以通陽袪濁不可因黑而誤以為火用凉瀉也若非食酸而黑胎舌滑或如敗醬如灰色其舌本淡白或晦不鮮明此陽虛之極寒痰濁臟凝聚中宮

須用姜附通陽苦辛開降之法也若其舌本紅赤是邪熱已甚苔黑必燥或起芒刺必無滑胎胸腹脹滿按之痛者寔邪在府急須攻瀉遲則不救若按胸腹並不脹痛則內無寔結而黑苔乾燥此水涸也當大劑凉潤滋陰亦須急救也其苔垢有青藍雜色或斑或點者此疫癘之症舌本不紅而苔滑者為虛寒也舌本舌赤而乾燥者為實熱實熱者用承氣湯虛寒者諸瀉心湯加附子例皆危證也其舌本或短或萎而舌赤苔厚者為邪閉也色淡白或如熟猪肝者不論有苔無苔皆為

正敗邪閉者急通之或可生正敗者死不治宜詳辨之章楠

邪熱傳裡火極反兼水化則為黑色舌熱結燥實津液焦灼少陰真水垂涸此最凶象宜急攻下其熱[illegible]以存一線之陰或兼芒刺燥裂隔辨者須用新青布蘸薄荷湯濕潤揩去刺瓣看舌上色紅者可治急下之若刺瓣下仍黑色者則腎陰已竭臟色全露法在不治有胎黑腐爛者為心腎俱絕舌黑而卷縮者為肝絕皆不治有黑苔而潤或滑者為陰寒有治病即舌心黑色非由白黃變化舌轉瘦

小者為真藏中寒比並寒水凌心腎色外見
急宜用温稍緩則誤事有中黑而枯並無積
垢边亦不降或略有微刺者為津枯血燥症
急宜養陰生津誤用攻下或温經皆必死或
指大黑潤浮胎兩边或黄或白者兩感症也
凡胎黄黑白雜見或中燥边滑或尖乾根潤
皆並病合病寒熱不和之候也大抵尖黑稍
輕根黑全黑則死夏月中暑多有黑胎濕痰
鬱結亦有黑滑膩厚舌又不可與傳經症同
論灰黑色舌者足三陰雜症而太少為多始
自白胎漸黄而灰黑者為傳經症或生刺點

燥裂不拘在尖在根並宜急行攻下有淡灰色中起深黑重疊者為温病熱毒瘟疫症急凉膈双解等清中逐邪有舌灰而潤並無胎更不變別色始病即見非由白黄漸變者為夾食中寒及停飲蓄血症當用消用温用燥用攻因症而治又有屢經汗下而灰黑不退或潤或不潤亦不燥者脉必虚微無力此因汗下太過傷陰使然宜急救陰津固不得用硝黄亦不可主用姜附醫悟

舌中胎黄若厚而黑者胃大熱也必用石羔知母如連牙床唇口俱黑則胃將爛矣非石

羔三四兩、生大黃一兩、加金汁、人中黃、鮮生地、天冬、麥冬、銀花露，大劑投之，不能救也。此惟時疫發瘟及傷寒症中多有之，余治一人，先後用石羔至四斤餘而瘟始透，病始退，此其中全恃識力。再有舌黑而潤澤者，此係腎虛，宜用六味地黃湯。若滿舌紅紫而無苔者，此名絳船，亦屬腎虛，宜生熟地、天冬、麥冬等。更有病後絳舌如鏡，發亮而光，或舌底嗌干而不飲冷，此腎水虧極，宜大劑六味地黃湯投之，以救其津液，方不枯涸。筆花

舌見黑胎，最為危候，表症皆無此舌，大抵根

黑最重，尖黑稍輕，如全黑者，總神丹亦难救也。路玉

舌純黑有二種，皆死症也。有火極似水者，為熱極，大承氣湯；有水來尅火者，為寒極，脉症必寒，附子理中湯。必讀

黑者，水色也。傷寒胎黑，世有火極似水之説，品方用藥，仍議清凉。夫火極似水，所謂物極必反也。既極而反，理應從治，不應對治。對治固宜清凉，從治則宜温熱矣。然舌色反常而實熱者，十有二三，此三陽病也；舌色反常而虛寒者，十有八九，此三陰病也。舌色反常上

有紅點大如芥子，此症熱舌也。舌色如常，上有紅點大如芥子，此寔熱舌也。舌上黑胎而熱極者，其胎高浮於上，不傷舌之本体，或黑或灰，此犀角芩連石羔之症，乃百中之一也。至大小承氣之症，舌上亦有燥黑者，然必出言壯厲，神氣雖昏，而原本之神凝聚於內，承氣下之而愈，亦百中之一也。其有散黑而潤，四边灰紫者，虛寒舌也。又有凝黑而枯，上如鱗甲者，大虛大寒舌也。並宜參朮桂附，大忌寒涼。若胃氣已絕，滿舌如繭，板硬而黃，或板硬而黑，如是之舌，百無一生。真傳

[illegible]手厥[illegible]

紫色腎經　察少陰本藏之虛邪也少陰君火從火化故紫色應腎

六經惟腎無寔症故仲景於少陰症中揭出
脉微細但欲寐為主病亦正氣之虛也如
見舌形紫而乾燥口渴唇燥外見少陰症者
此腎陰不足坎中水虧宜壯水為主六味飲
一陰煎之類如兼譫語神昏又當從手少陰
治微清瘦火如生地丹參茯苓川貝菖蒲鈎
丁天竺黃之類如舌形胖嫩而淡紅者必
見躁擾不寧六脉遲微或動氣內發腹寒畏
冷或初起吐利手足逆冷或格陽狂躁六脉
洪數無根此腎氣大虧坎中火衰宜益火之

原人參八味主治　如舌形紫燥唇焦齒黑二便俱閉此爲陰中兼陽可兼陽明以治犀角地黃甘露飲之類　凡舌形圓大胖嫩皆屬少陰虛症　不拘傷寒雜症如見舌色如豬肝枯晦絕無津液者此胃液已涸不治痢疾見此胎胃陰已竭必死　傷寒更衣從舌胎頓去而見色紫如豬肝者此元氣下泄胃陰已絕不治如舌胎去而見淺紅有神者佳或有可生 吳坤安

凡舌光如鏡毫無苔垢或有浮垢刷之即光者其色紅活是胃氣虛熱色赤者營中邪熱

皆胃津乾涸必多煩渴當用凉血滋陰兼助胃氣其薄苔可以漸生若舌本淡白或如熟猪肝者此元陽敗胃無生氣如不毛之地故光而無胎必不能進食也若服大剂参附後不能生胎而略現白垢或如浮皮此殘燈餘焰必死不可治倘有薄苔漸生則漸思食方為生機然百無一二者其有舌本全白如紙毫無紅色不論有胎無苔元陽已絶而死

舌本淡白為心脾虚寒紅赤為榮中邪熱此論其常理也至其变化必當與脉証参合其舌本雖淡白而脉神尚好有邪熱病症者仍

當清其熱邪，不可過用苦寒削伐以傷氣血也。若舌本紅赤者，有真寒假熱之病，其脉雖大急强，或浮數散大，按之空虛，或大便不固，小便短少，或口雖乾燥，必喜熱飲，或竟不渴。此為真藏之脉，腎元不固，虛陽上泛，或面色亦現微紅。須用桂附引火歸元，稍加黄連、白芍和陰以降火，俟其脉漸漸柔弱沉静，則舌亦不赤矣。若誤作火治而投苦寒，則更煩躁，或即昏沉而死。倘大便燥結，加通潤之藥，始須乾燥，後必溏泄，正因腎竅下焦氣化失度，仲景名為陰結也。章楠紫如熟猪肝色上罩浮滑胎者邪熱傳裡表邪未淨既不可下又不可表下並用法宜清中以解外若全紫光暗並無浮胎者陽極如陰也多不可救急下之間有得生者有淡紫兼青者為直中陰經症治宜用温有紫胎中兼青或灰黑下症俟急者熱傷血分也宜微下之酒後中寒及瘟熱鬱久者往往見紫色胎醫悟

紫舌胎者酒後傷寒也汗雖出而酒熱留於心胞衝行經絡故舌見紫色宜升麻葛根湯加石羔滑石若心煩懊憹不安梔子豉湯不

然必發癍也。踏玉

焦紫肝經　辨厥陰陽毒之危候也。厥陰風木從火化，故焦紫應肝

舌胎焦紫起刺如楊梅狀者，此陽邪熱毒已及肝藏險症也。大便閉者，急以更衣散下之，金汁、人中黃之類，大清大解之。凡舌胎肝胆部位有紅紫點者，肝藏伏毒也，大凶之症，急用犀角尖、人中黃，透之解之。此陽毒謂陽邪熱甚不解，其毒及于厥陰肝藏，非金匱所稱陰陽毒也。吳坤安

青滑肝經　辨厥陰陰毒之危症也。肝屬木，故青色應肝

凡舌胎青滑，乃陰寒之象，急宜四逆、吳萸輩

温之外症若見面青唇紫囊縮厥逆筋急直視厥陰敗症也凡舌胎焦紫如刺厥陰熱毒難治青滑厥陰寒邪吳萸温之即愈

舌胎滑中見藍色胎者肝藏本色也邪熱傳入厥陰陰液受傷藏色外現深而滿舌者法在不治若微[illegible]而不滿舌者法宜平肝息風化毒舊法主用姜桂然邪熱鴟張肝陰焦灼適其本藏之色外見再用姜桂是抱薪救火也瘟疫及濕温熱鬱不解亦有此舌感受不正之氣蒸熱不解也治宜芳香清泄濕熱疫欬症亦有舌滿滑膩中見藍色者為陰邪化

熱之候清化主之醫悟

舌見純藍色者中土陽氣衰微百不一生之症切勿用藥蹈王

△白胎雜症

舌見色白而堅斂蒼黄老者肺與大腸邪氣盛也瀉白散主之

又色白而浮胖嫩者肺與大腸精氣虚也補肺湯主之

又色白而乾燥屬大腸血虚火盛潤腸主水飲加生地當歸主之

又色白而乾燥屬肺藏痰鬱火旺者生金滋

水飲加柴黄芩主之

舌見白色而滑潤屬大腸陽虚氣陷者補中

益氣湯可合參附湯主之

又色白乾燥而形色反見胖嫩者大腸氣血

兩虚也十全大補湯去桂加炮姜

又白色滑潤而形色反見胖嫩者肺與大腸

金氣虚寒也參附養榮湯去茯苓加炮姜

△黄胎

舌見黄色而堅斂蒼黄老者脾胃兩經邪氣

盛也瀉黄散主之

又黄色而浮胖嬌嫩者脾胃兩經精氣虚也

益黄散主之

舌胎黄色而乾燥屬脾府陰虛火旺者左歸飲去茯苓加松归地主之

又黄色而乾燥屬脾藏血虛火旺者歸脾湯去木香加白芍丹皮主之

又黄色而滑潤屬胃氣虛弱者七味白术散加半夏主之

又黄色而滑潤屬脾氣虧損者五味異功散加白芍主之

又黄色乾燥而形色反見嬌嫩者脾胃陰氣兩虛加參芪八珍主之

紅胎

舌見紅色滑潤而形反見胖嫩者脾胃兩經中氣虛也姜桂養榮湯主之

又紅色而堅斂蒼老者心與小腸邪氣盛也瀉心湯主之

又紅色而浮胖嬌嫩者心與小腸精氣虛也養心湯主之

又紅色而乾燥屬小腸陰虛火旺者滋水清肝飲去柴胡加木通主之

舌紅色而乾燥屬心藏血虛火旺者滋生歸脾湯去木香加丹皮主之

舌红色而滑潤屬心藏陽氣虛弱者濟生归脾湯加丹皮肉桂主之

又红色乾燥而形色反見胖嫩者心与小腸氣血兩虧也棗仁養榮湯主之

舌红色滑潤而形色反見胖嫩者心与小腸火氣大虧也附子養榮湯主之

黑胎

舌見黑色而堅斂蒼老者腎与膀胱邪氣盛也清肝湯主之

又黑色而浮胖嫩者腎与膀胱精氣虛也補元煎主之

、舌黑而乾燥者屬膀胱陰虛火盛也六味飲合滋腎丸主之又乾燥屬左腎陰火盛者六味飲合生脉散主之

、又黑色而滑潤屬膀胱陰虛火衰者金匱腎氣丸主之或右腎陽虛火衰者八味地黄丸主之

、又黑色乾燥而形色反見胖嫩者腎與膀胱陰陽俱虛也枸杞養榮湯主之經用十補丸主之

青胎

、舌見青色而堅斂蒼老者肝胆兩經邪氣盛

也瀉火清肝飲主之

舌青色而浮胖者肝胆兩經精氣虛也滋水生肝飲

又黑色而乾燥屬胆府陰虛火鬱者逍遙散加生地當歸主之

又青色而乾燥屬肝經血虛火旺者逍遙散加丹皮山梔主之

又青色而滑潤屬胆府氣怯者十味温胆湯去枳殼主之

又青色而滑潤屬肝藏氣虛者當歸建中湯去膠飴主之

一舌青色乾燥而形色反見胖嫩者肝胆經氣

氣血兩虚也七味飲倍肉桂主之

一又青色滑潤而形色反見胖㩓者胆肝經木

氣寒也養榮湯加倍肉桂主之

指南至要十一舌之危症

一舌如去膜猪腰子者危

一舌如鏡面者危

一舌糙刺如砂皮而乾燥枯裂者危

一舌如斂朿又如荔子肉而絶無津液者危

一舌本强直轉動不活而言語蹇澁者危

一舌如火柿者危

一舌如烘糕者危

察舌辨症歌

六淫感症有真傳臨症先將舌法看察色分經

兼手足榮衛表裡辨何難

凡診傷寒當先察舌之形色分别足經手經衛分營分在表在裡再參脉症施治無不獲效若拘定足六經治病非但無效且病亦鮮有合六經者　傷寒兼六淫言故曰六淫感症　凡大江以南患傷寒多是温熱症均非正傷寒故麻黄桂枝等湯鮮用耳若論治法莫越乎傷寒論也

白肺絳心黄屬胃，紅為胆火黑脾蒸，少陰紫色兼圓厚，焦紫肝陽陰又青。

此以形色分六經，兼心肺兩手經足六經，不言太陽者，以太陽初感舌未生胎也。故亢臨症見舌無胎而潤，或微白而薄，即是太陽。黄胎陽明，紅色少陽，黑胎太陰，紫色少陰，焦紫厥陰陽邪，青滑厥陰陰邪，俱見前。

表白裡黄分汗下，絳營白衛治天淵，次將津液探消息，澤潤無傷涉已虧。

此以下辨營衛表裡治法。白胎屬表當汗，黄胎屬裡當下，絳胎營分之熱宜清忌表，白

胎衛分之邪宜汗忌清治法天淵再以舌之燥潤驗其津液存亡不拘何色但以潤澤爲津液未傷燥澁爲津液已耗熱病以存津液爲主故宜深察

凡傷寒先表後裡不易之法然温病熱病皆內伏之邪宜清之略兼辛涼解表須伏氣爲病總因新邪而反設裡熱已極舌本必赤不妨用涼瀉佐以辛透之下之可也故温病熱病與傷寒治法懸殊濕温症宜徹其濕勝則濡瀉甚滑腸內陷之戒若熱多則清熱濕多則祛濕經云治濕不利小便非其治也故治

溫症清熱之中兼顧脾陽弦佐以芳香宣化其舌苔白膩必厚口淡不渴與溫病及熱病初起舌苔薄白舌本必赤口渴欲飲為別也

壬午季秋識

白為肺衛仍兼氣絳主心營血後看白內苞黃仍氣熱也紅中白肺經乾

邪之初入先到衛分不解然後入氣營分不解然後入血分白內兼黃仍屬氣分之熱不可用營分之藥白胎边黃此溫邪入肺灼乾肺津不可辛溫過表清輕凉散為當

衛邪可汗宜開肺氣分宜清猛汗難入營透熱

羚犀妙到血惟清地與丹

凡舌胎白滑而薄邪在衛分可汗開肺即是開太陽如麻黄羌活之類如舌滑白而厚或兼乾是邪已到氣分只宜解肌清熱如葛防風連翹薄荷之類不可用辛温猛汗也若寒邪化熱過衛入營或温邪吸入竟入營分則舌胎紅絳而燥惟羚犀為妙品以能透熱於營中也邪入血分不解則蒸熱不已宜清血分之熱鮮生地丹皮之類

白黄氣分流連久尚冀戰汗透重関舌絳仍兼黄白色透營泄衛兩和間

凡舌胎白中兼黄日数须多其邪尚在氣分流連可冀戰汗而解若舌絳中仍兼黄白等色是邪在營衛之間當用犀羚以透營分之熱荊防以散衛分之邪兩解以和之可也

白而薄潤風寒重温散何妨液不乾燥薄白津已少只宜凉解肺家安

此辨風寒與風熱治法不同凡風寒初入太陽則舌無胎或生胎白潤而薄此寒邪重津液不虧辛温汗之可也若白胎雖薄而燥或舌边舌尖兼紅此風熱之邪伤於氣分病在太陰手經津液已少不可過汗只宜清輕凉

鮮胏分如前胡蘇子杏仁連翹黄芩薄荷桔梗淡竹葉之品

胎若純黄無白色表邪入裏胃家乾更驗老黄中斷裂腹中滿痛下之安

凡治病先要辨清營衛表裏上文辨營衛此論表裏然表證即屬衛分故此書論裡症傷寒由表達裏故舌胎先白後黄至純黄無白邪已離表入裏即仲景所云胃家實是也然舌胎雖黄而未至焦老裂紋起刺大便雖秘而未至痞滿硬痛尚屬胃家熱而未實宜清不宜攻必再驗其舌形黄厚焦老中心裂

紋或起刺腹中有燥矢舌心必有燥黄黑燥等胎然腹無硬滿耕痛之狀亦只須養陰潤燥不可妄用承氣攻之

太陰腹滿胎粘膩蒼朴陳苓濕結開黄燥若還胸痞悶瀉心小陷二方裁

陽明實滿舌胎老黄燥裂太陰濕滿舌苔白而粘膩陽明實滿滿及臍下少腹太陰濕滿滿在心下胃口　濕邪結于太陰則胸腹滿宜苦温以開之蒼樸二陳二苓之類若黄胎而燥胸中痞滿此陽邪結于心下按之痛者熱痰固結也小結胸症小陷胸湯嘔噁痞滿

者濕熱内結也瀉心法

微黄粘膩兼無濁苦泄休投開泄妥熱未傷津黄苔滑猶堪清熱透肌端

病有外邪未解而裡先結者如舌胎粘膩微黄口不渴飲而胸中滿悶是也此濕邪結于氣分宜白蔻橘紅杏仁鬱金枳殼桔梗之類開泄氣分使邪仍從肺分而出則解矣不可用瀉心苦泄之法　黄胎雖主裡如胎薄而滑者是熱邪尚在氣分津液未亡不妨用柴葛芩翹或梔豉翹薄之類輕清泄熱透表邪亦可外達肌分而解也　此兩條舌色似裡

而實表不可作裡症治
溼留氣分胎粘膩小溺如淋便快脈溼结中焦
因痞滿樸陳溼苦泄之瘥
兆以粘膩舌胎為溼邪之驗迎白而粘膩者
寒溼黄而粘膩者溼熱更驗其小便不利大
便反快為溼邪痞滿乃溼邪结於中焦宜厚
朴苍朮二苓二陈之類苦温以開泄之若舌
黄粘膩痞悶嘔惡大小便俱不利兆溼熱结
於中焦宜瀉心之類苦寒以開泄之
上焦溼熱身潮熱氣分宣適病自瘥溼有外來
肌表着秦艽蘇桂解肌先

凡看舌胎或白或微黄而粘膩不渴者總屬溼邪但溼自内出恒結於中焦而成痞滿若溼自外来上焦氣分受之每見潮熱自汗醫者〻不解清〻不應不知熱自溼中来只要宣通氣分如淡豆豉茯苓皮滑石粘半夏猪苓米仁陈皮白蔻黄芩之類氣分熱走熱自止矣若冒雨霧溼邪留于太陰肌分之表發熱自汗不解口不渴飲身雖熱不欲去衣被舌胎灰白粘膩宜桂枝秦艽紫苏茯苓皮二陈姜皮之類解肌和表溼邪自去

溼熱久蒸成内着厚黄嘔吐瀉心權若兼身目

金黃色五苓梔栢共茵煎

濕熱內着從飲食中得之嗜酒人多此胎必厚黃粘膩痞滿不饑嘔吐不納惟瀉心最效黃連乾姜赤苓半夏枳殼茵陳通草之類濕熱內結若誤治必致成疸宜五苓加茵陳梔栢之類

舌絳須知營分熱犀翹丹地解之安兼鮮澤純紅色胞絡邪干菖鬱攢素有火痰成內閉西黃竺貝可加餐

邪入營中宜泄營透熱故用犀角以透營分之熱邪翹丹鮮地以清營分之熱邪入心胞

絡則神昏內秘須加川鬱金石菖蒲以開之若兼有火痰必致痰潮內閉更當加西黃川貝天竺黃之類清火豁痰

心承胃灼中心絳清胃清心勢必殘君火上炎尖獨赤犀兼導赤瀉之安

如黃胎而中心絳者心受胃火蒸灼亟于清胃藥中加清心藥其勢必孤矣如舌尖獨赤起刺心火上炎之故犀角合導赤散以瀉之也

若見邊紅中燥白上焦氣熱血無干但清膈上無形熱滋膩如投病難

凉膈散去芒硝大黄加石羔能清膈上無形
氣熱其邪不在血分矣投滞膩反增病矣
絳舌上浮胎膩質暑兼濕濁欲蒸疫恐防内閉
芳香逐犀珀菖蒲滑鬱金
暑蒸濕濁則成疫暑濕兼穢恐蒙閉心胞故
用菖蒲鬱金藉其芳香逐穢犀角以透營分
暑邪琥珀滑石清暑利濕
白胎絳底因何事熱因濕伏透之難熱毒乘心
紅點重黄連金汁亂狂安
熱因濕邪遏伏宜泄濕以透熱如犀角滑石
茯苓皮猪苓米仁茵陳黄柏之類若濕温症

舌見紅星點，此熱毒乘心，必神昏譫語，宜苦寒之品治之。狂亂者，非黃連金汁不解，或以人中黃代之。

舌絳碎生黃白點，熱淫濕蠹，欲生瘡，古名狐惑，皆同此。雜症傷寒，仔細搜。

狐惑即牙疳、下疳之古名也，近時惟以疳名之。牙疳即惑也，蝕咽腐齦，脫牙穿腮破唇；下疳即狐也，蝕爛肛陰。由傷寒餘毒與濕虫為害，若胃强能食，可任苦寒重藥者，可治。《金鑑》

按：狐惑，虫症也。上唇有瘡，虫食其藏，兼咽爛，名惑；下唇有瘡，虫食其肛，兼聲啞，名狐。面色

乍白乍黑乍赤悉關食臭情志嘿嘿之兆其候迅（參準繩）

舌絳不鮮枯更萎腎陰已涸救之難紫而枯晦凋肝腎紅澤而光胃液乾

舌形紫晦如豬肝色絕無津液者為枯舌形斂縮伸不過齒為萎兆肝腎已敗不治若舌色紅澤而光其色鮮明者胃陰乾枯尤可滋養胃陰甘凉純靜之品主之

黃厚方知邪入裡黑兼燥刺熱彌深屢清不解知何故火燥津亡急救陰

黑燥為陽明之熱腹無痞滿硬痛非承氣症

只宜清解若清之不應是腸中燥矢與邪熱固结胃土過燥胃水不支胃中陰液已乾宜大小甘露飲以救胃汁陰液充溢陽邪自解二便自通

黑滑太陰寒水侮腹痛吐利理中湯更兼粘膩形浮胖伏寒飲痰開逐斟

黑滑爲太陰之寒所謂寒水侮土理中症也若更兼粘膩浮胖是濕痰寒飲伏于太陰當用溫藥和脾如二陳厚朴姜汁合五苓之類開之逐之痰飲自去

舌見邊黄中黑膩熱蒸脾濕痞难禁嘔吐便秘

因傷酒閉泄中焦育薦心
胃熱蒸脾濕則舌黃中兼黑膩中焦痞滿嘔
吐小便不利嗜酒人多此症
寒濕常乘氣分中風並二氣自從同舌將黃白
形中取得訣纔將脉症適
寒濕二氣每入氣分風並寒濕亦入氣分風
兼溫熱或入氣分或入營分其氣分之邪于
舌之黃白取之營分之邪于舌之紅絳取之
得此要訣再將脉症兼參病無遁形
溫邪暑熱走營中兼入太陰氣分同吸受必營
并肺衛暑溫挾濕衛榮適

溫暑二氣常入營分兼入氣分蓋溫暑每從口鼻吸入則上焦先受故或入心營或入肺衛或先衛後營惟溫邪常在氣分必暑挾溼溼挾暑則三焦營衛通入矣

傷寒入裡陽明主熱病陽明初傳先白後黃寒化熱純黃少白熱蒸然

太陽主表陽明主裡傷寒由表達裡故在表屬太陽入裡即屬陽明腑病熱病自內發外借陽明為出路故初起即在陽明但看舌胎先白後黃者傷寒由表達裡寒化為熱也若初起純黃少白或黃色燥刺是熱病發于陽明

由裡出表熱勢蒸然內盛迅更參外症初起

惡寒發熱為傷寒壯熱無寒為熱病

熱病無寒惟壯熱黃芩豉梔古今傳惡寒發熱

傷寒症發汗散寒表剤先

風温熱之症不可發汗必仲景陽明病之梔

豉湯少陽病之黃芩湯皆可通用

少陽溫病從何斷舌絳須知木火燃目赤耳聾

身熱甚梔豉犀角牡丹鮮

風溫病熱病初起皆純熱無寒熱病發于陽

明溫病發于少陽當從何法斷之但看舌胎

黃燥為陽明熱病絳赤為少陽溫病溫病宜

用犀角梔麹鮮地丹皮之類以解木火之鬱

大忌汗散

若是溫邪從上受竅中吸入肺先傳芩麹梔豉

桑蔞杏氣燥加羔肺分宜邪入心營同胆治再

加元參菖鬱鮮

溫邪從內發者以少陽胆經治之若因天時晴燥太過其氣從口鼻吸入則上焦心肺受邪舌胎白燥邊紅治在氣分舌色鮮紅治在營分營分與少陽胆經同治亦用犀角丹皮鮮生地石斛之類再加元參麥冬川鬱金鮮菖蒲以清心開竅也

寒溫二氣前粗辨暑濕相循之病繹濕病已陳
粗賦舌只將暑症再提傳
暑傷氣分胎因白渴飲煩嘔咳喘連身熱脈弦
胸又滿無形氣分熱宜宣蔞貝杏通苓滑豉梔
翹心竹葉煎或見咳紅荷葉汁痰加朴菀鬱金
刊
肺氣鬱則暑邪逆入營中故咳紅
暑入心營舌絳紅神呆似寐耳亦聾溺淋汗出
原非解失治邪干心主宮犀滑熱丹元地覔銀
花竹葉石菖蒲欲成內秘多昏昧再入牛黃即
奏功

暑熱之邪上蒙清竅則耳聾不與少陽同例忌用柴胡乘于胞絡則神昏宜清心開閉凡邪在手經忌足經藥

暑濕合邪空竅觸三焦受病勢彌漫脘悶頭脹多嘔惡腹痛還防瘧痢干梔豉杏仁芩半朴銀花滑石欝紅安

暑邪挾濕從口鼻空竅入則三焦氣分受病頭脹脘悶嘔惡此邪初入見症其勢尚輕故只宜梔豉等以清氣分　暑濕之邪偏于膜原則變瘧入于腸胃則成痢治宜隨症加減用也

濕溫氣分流連久，舌赤中黃燥剥乾，咯血毋庸滋膩入，耳聾莫作少陽看，三焦並治通茹杏，金汁銀花羔滑寒，若得疹痧肌肉透，再清痰火養陰安。

凡暑濕合邪，輕則氣分微結，重則三焦俱病，清解不應，即屬濕溫重症。肺氣不得宣暢，則釀成膿血；濕熱上蒙清竅，則耳聾無聞。治當急清氣分，一鬆則疹痧得以外達，再議清火清痰，漸入養陰之品。

胎形粉白四邊紅，痰入膜原勢必凶，急用達原加减藥，一兩黃黑下毋匆。

凡傷寒初起、胎形粉白而厚、四邊紅絳者、此瘟疫症也、邪在膜原、其勢最雄、頃刻傳變、診家不可輕視、吳又可用達原飲、加引經表藥透之、達之、如兼太陽加羌活、陽明加葛根、少陽加柴胡、如舌變黃燥色、乃疫邪入胃、加大黃下之、如變黑色入裡、尤深用承氣下之、疫勢甚者、其舌一日三變、由白變黃、由黃變黑、當數下之、

若見鮮紅純絳色、疫傳胞絡及營中、清邪解毒銀犀妙、菖鬱金黃溫暑通、

瘟疫一症、治分兩途、但看舌胎白而黃、而黑

若疫邪由表達裡汗之下之可迅如見舌胎鮮紅絳色此疫邪入于營分及胞絡之間汗下兩禁惟宜清營解毒逐穢開閉以犀角銀花菖蒲鬱金西黄金汁人中黄之類與温熱暑症相通

温邪時疫多瘢疹隱症須知提透空疹屬肺家風與熱瘢因胃熱發如錦

疹瘢色白鬆肌表血熱斑丹犀莫遲舌白荊防翹蒡力舌紅切忌葛升醫

瘢疹發于氣分其色淡紅而白者舌胎亦白宜葛根防風蟬衣荊芥連翹薄荷牛蒡之類

發肌表。若見赤癍丹疹，邪在營分血分，舌必絳赤，宜犀角、連翹、鮮生地、人中黄、淨銀花之類，透營解毒，大忌升麻、葛根足經之藥。

凡屬正虛胎嫩舊，淡紅微白補休遲；苔黄膩白邪中蘊，診者須知清解宜。

不拘傷寒雜症，正氣虛者，其舌胎必嬌嫩而苔或淡紅，或微白，皆可投補；若見黄而厚白而膩，總屬內邪未清，不可遽進補藥。

傷寒太白總舌色論

舌胎如常，身雖大熱，是表熱裡未有熱也，但治其表。如見白胎而滑，邪在半表半裡，未入於裡也但宜和解若見黄胎者熱在胃家胎黄而乾裂者熱已深入於裡宜清裡熱若有下症者可以下之如見黑胎者有二條分别黑而焦裂硬刺者裡熱已極火極似炭之胎也黑而有水軟潤而滑者裡寒已極水来尅火之室胎也以上五者驗舌之大節目也然仍要看症切脉以參定之如舌上黑胎燥裂者此裡熱無疑矣然或身痛或足冷或無汗或脉浮或脉沉仍宗表症治之雖不可用辛温之藥必宜辛涼散表然後清熱若過用清裡則表汗不出表邪不解又出舌上生胎口

渴不能消水脈浮大不數服清熱之藥反加譫語神昏此症多見不治以古胎主裡熱渴宜消水脈宜沉數症脈相反故也然亦以渴不消水脈滑不數擬以食滯用消導治之亦有生者自此則知表邪挾食之症亦有舌胎生刺者也

察目法

凡目睛明能識見人者可治睛昏不識人或目上視或瞪目直視或目睛正圓或戴眼反折或眼胞陷下者皆不治凡開目而欲見人者陽證也閉目不欲見人者陰證也凡目中不了了睛不

和熱盛於内也凡目疼痛者屬陽明之熱目赤者亦熱甚也目瞑者必將衂血也白睛黄者將發身黄也凡病欲愈目眦黄鼻準明山根亮也

王青堂

一兩目赤色火症也必兼舌燥口渴六脉洪大有力宜犀角連翹等清透之陽毒三黄石羔湯表裡兼解之若目赤發紅六脉沉細手足指冷者此少陰虛火上冒假熱真寒也六脉洪大按之無力者亦是

一兩目黄色此濕熱内盛欲發黄也必兼小便不利腹滿口渴脉沉數輕則茵陳五苓散重則

茵陳大黄湯若目黄小便自利大便黑小腹硬滿而痛屬蓄血桃仁承氣湯下之若目黄身冷口不渴脉沉細屬陰黄茵陈理中湯

一病人目眵多結者肝胆火盛也宜清之

一病人目睛綴定暫時轉動者痰也宜加味導痰湯痰去目睛自然流動矣

一病人眼胞上下黑者痰也

一病人目色清白甯静者多非火症不可妄用寒凉。一病人目不識人陽明實症可治少陰虚症难治

大凡目昏不知人或戴眼上視或目瞪直視或

眼胞陷下皆爲死症　吳坤安

◎察口脣

凡口脣焦黑乾爲脾熱焦而紅者吉焦而黑者凶脣口俱赤腫者熱甚也脣口俱青黑者冷極也口苦者胆熱也口中甜者脾熱也口燥咽干者胃熱也舌干而燥欲飲水者陽明之熱也口噤難言者痓風也脣青舌卷脣吻青環口黧黑口張氣直口如魚口口脣顫搖不止氣出不返皆不治之症　年伲

傷寒驗口中轉濕可以定其症之表裡輕重然驗口更當察唇齒手足陽明腸胃兩經又齒手

足太陰脾肺二藏故脣色紅潤裡未有熱但宜辛溫散表唇舌乾枯裡已有熱宜清裡唇色焦黑煩渴消水裡熱已極當用涼膈散等又有譫語發狂脣色乾焦服寒涼而熱不減此食滯中焦胃中蘊蓄發黃發熱是以用涼藥則食滯不消則辛散則礙裡熱宜以保和散沖竹瀝萊菔汁或梔子豉加陳枳實治之在上主肺上脣焦不消渴飲水熱在下主大腸有燥矢下唇屬脾與胃下唇焦者消渴飲水熱在陽明胃下唇焦而不消渴飲水熱太陰脾也余今發明裡熱脣焦食滯脣焦熱伏於血分而脣焦惟以渴不渴

消水不消水分别蒸食滯居焦又有食滯已久蒸釀發熱亦能作渴消水又當參脉象若何脉若滑脉不數食未蒸熱口亦不渴若滑大沉數食已發熱口亦作渴故冗譫語發狂脉滑不數渴不消水者亦以食滯治之太白

○察鼻法

鼻頭色青者腹中痛若冷者死微黑者水氣黃色者小便難色白者為氣虛色赤者為肺熱鮮明者有留飲也鼻孔乾燥者屬陽明之熱必將衄也鼻孔乾燥黑如烟煤陽毒熱深也鼻孔冷滑而黑者陰毒冷極也鼻息鼾睡者風溫也鼻

塞濁涕者風熱也鼻孔搧張者為肺風肺絕而不治也準繩

産後鼻起黑氣或鼻衄者為胃敗肺絕之危候古方用二味參蘇飲加附子以救之多有得生者心悟

察耳法

凡耳輪紅潤者生或黃或青而枯燥者首而白首而黑皆為腎敗凡耳聾耳中痛皆屬少陽之熱尚為可治若耳聾舌卷唇青此屬厥陰為難治也準繩

察身法

凡病人身輕自能轉側者易治若身體沉重不能轉側者難治蓋陰症則身重必足冷而踡卧惡寒常好向壁卧閉目不欲向明懶見人也大抵陽症身輕而手足和煖開目而欲見人者可治若頭重視身此天柱骨倒而元氣敗也凡傷寒傳變循衣摸床兩手撮空此神去而魂亂也總之病人皮膚潤澤者生而枯燥者死經曰脉浮而洪身汗如油喘而不休形體不仁乍靜乍亂此為命絕也

察色法

凡看傷寒必先察其色內經曰聲合五音色合

五行聲色浮同然後可以知五藏之病也然肝色青其聲呼肺色白其聲哭心色赤其聲笑脾色黃其聲歌腎色黑其聲呻也且夫四時之色相生則吉相尅則凶如青赤現於春赤黃現於於夏黃白現於長夏白黑現於秋黑青現於冬此乃相生之色也若肝病之色青而白心病之色赤而黑脾病之色黃而青肺病之色白而赤腎病之色黑而黃此皆五行之相尅為難治也且以五藏之熱色見於面者肝熱則左頰先赤肺熱則右頰先赤心熱則顏先赤脾熱則鼻先赤腎熱則頤先赤也至於面黑者為陰寒面青為

風寒青而黑主風主寒主痛黃而白為濕為熱為氣不調青而白為風為氣滯為寒為痛也大抵黑氣見于面多凶為病最重若黑氣暗中明準頭年壽亮而滋潤者生黑而枯夭者死也內經以五色微診可以目察難經曰望而知之謂之神故不可不察也

青色屬木主風主寒主痛乃足厥陰肝經之色也凡面青唇青者陰極也若舌卷囊縮者宜急溫之如夾陰傷寒小腹痛則面青也內經曰青如翠羽者生青如草茲者死青而黑青而紅相生者生青白而枯燥相尅者乃死也脾病見青

氣多难治

赤色屬火主熱乃手少陰心經以色在傷寒見之而有三陽一陰之分也如足太陽病水寒則本黑熱則紅也經曰面色緣緣正赤者陽氣怫鬱在表汗不徹故也當發其汗若脉浮數表熱不汗出者面色紅色而光彩也經言陽明病面合赤色者不可攻之合者通也謂表邪未解不可攻裡也若陽明内實惡熱不惡寒或蒸蒸發熱大便秘者此是熱在裡可攻之也經言少陰病下利清穀裡寒外熱面赤者四逆湯加葱白主之此陰寒内極逼其浮火上行於面故發赤色

非熱也若誤投寒凉之劑即死可不謹哉又有久病虚人午後面兩頰赤者此陰火也不可作傷寒治之

黄色屬土主濕乃足太陰脾經之色黄如橘子明者熱也黄如薰黄而暗者濕也凡黄而白黄而紅相生則吉若黄而青相剋者則凶也内經曰黄如蟹膏者生黄如枳實者死凡病欲愈目眦黄也長夏見黄白則吉黄青則凶也

白色屬肺金主氣血不足也乃手太陰肺經之色也所病見之難治也凡傷寒面色白無神者發汗過多或脱血所致也

黑色屬水主痛主寒乃足少陰腎經之色也凡黑而白黑而青相生則吉若黑而黃相尅則凶內經曰黑如烏羽者生黑如炲者死也華元化曰凡病人面色相等者吉不相等者凶如面青目白面赤目青面黃目青面赤目白面白目黑面黑目白面白目青皆為不相等故曰凶相等者面目俱青俱紅之類也

察胸法

凡看傷寒欲知邪之傳與不傳先看目舌次問病人胸前脹痛否若不痛滿知邪氣在表若脹滿未經下者即半表半裡症也已下過而痛甚

者恐成結胸也，故胸者可以知邪之傳與不傳也。（心悟）

凡温熱症胸中必氣滿悶，或痰熱阻留，或欲發疹瘖，宜蔞芊白、杏仁、川欝金、貝母之類。或結胸症，小陷胸湯內有瓜蔞，能開痰結故也。（少峰）

察大小便（參傷寒廣要）

仲景以小便不利、小便赤定為寒裡熱，以小便利、小便白定裡無熱，以大便不通、大便硬定其熱在内，自下利、下利厥冷定其裡寒，故治病定人寒熱以二便，定人燥濕以二便，定人虚實再無差誤。然論二便宜加細詳，假如大便結知其熱矣。然大便滑泄，黃色爲熱，人多忽之矣。小便黃赤，知其熱矣；然小便色白而混濁，亦爲熱，人多忽之矣。又如大便結，知其熱矣，亦有血枯津竭，用不得苦寒者。又如小便黃赤，知其熱也，亦有食滯中焦，黃赤混濁，用寒凉反不清，用香燥辛溫而清利者。太白

二便爲一身之門戶，無論內傷外感，皆當察以辨其寒熱虛實。蓋前陰通膀胱之道，而其利與不利，熱與不熱，可察氣化之强弱。凡患傷寒而小便利者，以太陽之氣未劇，即吉兆也。後陰開大腸之門，而其通與不通，結與不結，可察陽明之

虛實凡大便熱結而腹中堅滿者方爲有餘通之可也 凡小便人但見其黄便謂是火而不知人逢勞倦小水即黄焦思多慮小水亦黄瀉痢不期小水亦黄不可因黄便謂之火余見逼枯津液而死者多矣經曰中氣不足溲便謂之變義可知也若小便清利者知裡邪之未盛而病亦不在氣分以津液由於氣化氣病則小水不利也小水漸利則氣可知最爲吉兆 大便通水穀之海腸胃之門户也小便通血氣之海衝任水道之門户也二便皆主於腎本爲元氣之關必真見實邪方可議通議下否則最宜詳

慎不可誤攻使非真實而妄逐之導去元氣則邪之在表者反乘虛而深陷病因內困者必由泄而虧所以凡病不足慎勿强通最喜者小便得氣而自化大便彌固者榮衛既調自將通達即大便秘結旬餘何慮之有若滑泄不守乃非虛弱者所宜當首先為之防也景岳

溫病小便不利因陽明熱鬱氣結不舒故小水澀滯而短少也以升降散通之則清氣一升而濁氣自下降矣寒溫

傷寒治例 [illegible]學秘傳錄出

凡治傷寒須識陰陽二症如初起之時頭痛身

痛發熱惡寒脉来浮大即是陽經之症自此以後煩躁作渴不大便即是陽經傳入陰經之熱症也脉雖沉伏不可誤作陰症治之如初起之時臍腹絞痛手足厥逆唇青指冷脉来沉伏即是直中陰經之寒症也一或曾是陽症其人素弱不任轉下醫者下之太過忽然臍腹絞痛洞泄不止手足厥冷此陽症而轉為陰症也當溫之一或曾是陰症其人素有內熱醫者補之太過忽然煩躁作渴大小便不通此陰症而轉為陽症也當解之

凡治傷寒須識表裡汗下無誤如病在表而反

下之則乘虛入裡微為痞氣結胸甚為腸滑洞泄此皆誤下之壞症也如病在裡而反汗之則表虛而裡益實矣或為衄血癍黄甚則亡陽此皆誤汗之壞症也

凡治傷寒不論日數但有頭痛惡寒惡風脉來浮大即是表症雖有便难小便不利亦當先解其表後攻其裡也

凡治傷寒不論日數但有腹痛吐利脉来沉弱即是裡證也雖有惡風惡寒宜當先救其裡後解其表也

凡治傷寒先視兩目若黑白分明內無熱也目

不明者裡有熱也

凡治傷寒須看唇舌若唇紅而鮮澤者内無熱也唇乾而燥者熱入裡也若舌白滑者表未解也舌黄者熱漸深也若黑者熱已劇也

凡欲發汗須審其頭真痛項真强風寒真惡即當用湯藥汗之不可妄用水攻火劫之法

凡欲攻下須審其頭不痛風寒不惡其便果硬其腹果滿即當以湯藥下之亦不可妄用丸藥

凡傷寒在霜降以後春分以前名為正傷寒宜用辛熱之品以發汗之若至春而發名為温

病至夏而發名為熱病宜用辛涼之品以解之若入裡者宜用苦寒之品下之若直中者宜用辛熱之品以溫之其在四時有猝然感冒當視寒暄或用辛熱或用辛涼在所適中

凡風寒始傷太陽必用辛溫散之如麻黄桂枝之類若傳入陽明少陽必用辛涼解之如葛根柴胡之類至邪傳入胃府必用苦寒下之如承氣之類夫邪自表而入裡用藥由溫而漸寒若誤治而致熱入攻之必宜苦寒

凡服汗藥不可太過過則反致陽虛如服一劑無汗再作湯與之又復無汗此榮衛乏絕法

當養陰輔正而再汗汗之三治無汗者死

凡服下藥燥屎已來又復溏泄此已解也如服下藥但利青水一二次又無燥屎痞滿如故此未解也再當下之如服下藥二三次而不通者此腸胃枯澁也當下〻取〻取〻仍不通者死

凡治傷寒須審胸腹若何胸滿而痛名為結胸胸滿不痛名為痞氣如未經下而有〻此傳經〻邪也已經下而有之此誤下之壞症也未經下飲水多而得之此水氣也

凡治傷寒須按其腹痛與不痛硬與不硬若腹

中痛與不硬者此燥屎也臍下硬而痛者此燥屎與蓄血也臍下築築然痛上冲於心者此奔豚氣也腹中响氣下趨者欲作瀉也

凡治傷寒須問其渴與不渴渴而不飲水者邪在表也渴而飲水者内熱甚也嗽水不欲吞者欲作衄也

凡傷寒得死症其脉尚可治者則當棄症從脉虚者補之實者瀉之若得死脉其症有可治者則當棄脉從症表急解之裡急攻之熱則清之寒則温之

凡傷寒脉洪大浮數動滑此陽脉也陽症宜見

陽脉若陰症得陽脉者凶脉来沉微濇弱此
陰脉且陰症宜見陰脉若陽症得此者凶
凡傷寒頭痛身熱忽然無脉而昏冒此欲作汗
之候如天將明六合皆暗之象不須服藥
凡傷寒欬痛身熱便是陽症不可服熱藥
太陰頭痛身不熱△少陰有反發熱而無頭
痛△厥陰有頭痛而無身熱
凡傷寒之症不可驟用補益△不思飲食不可
就用温補脾胃藥
凡傷寒腹痛亦有熱症不可概用温煖藥當參
脉症治之

凡傷寒自利者當看陰陽不可便用止瀉温補

凡傷寒手足厥冷當分熱厥冷厥

凡服下藥另用塩水炒麸皮於病人腹上熨之熨之使得熱則行而易通

凡服藥吐出不納須用姜汁半鍾熱飲其吐即止

凡傷寒發黃用生姜遍身擦之若心胸脇下結實滿悶硬痛用姜渣炒熱於患處熨之若加葱水更妙

凡傷寒吐血不止用韭汁磨京墨呷下如無韭汁雞子清亦可

凡直中真寒陰症或痛甚無脉或吐瀉脱元無脉須用酒醲姜汁各半鍾服之脉来可治脉不来者死

凡傷寒陰病不論熱與不熱不分脉之浮沉大小但指下無力或重按全無便是陰病也最為良法

凡傷寒表有熱不可用黄芩承氣裡有熱不可用桂枝仲景云桂枝下咽陽盛則死承氣入胃陰盛以亡

凡温熱病之脉多在肌肉之分而不甚浮且右手反盛於左手者誠由怫鬱在内故也

凡傷寒始病雖發熱一二日內必不作煩渴左手之脈必緊盛倍於右手溫熱病其熱自內達表必不惡寒而發熱一熱即口燥咽干而渴右手之脈洪大倍於左手

凡浮診中診之脈浮而有力浮長有力傷寒得此自當發汗若溫熱病始發多有此脈切不可發汗乃黃芩白虎之症也

辨傷寒脈論

傷寒症有表裡陰陽四大關節脈有浮沉遲數四大分別夫浮則為表沉則為裡遲則為寒數則為熱此以浮沉分表裡遲數分寒熱者也夫

傷寒熱病也其脉必數中寒陰症也其脉必遲若見數脉即症在陰經亦是陽邪傳入之熱病若見數脉即手足厥冷亦是熱深厥深陽症似陰之假象故治傷寒一見浮數此是表有邪熱當依三陽發表治之若一見沉遲此是裡有熱邪即表症急者雖先治表然亦辛溫而用辛涼双解之法蓋表症一解即當清裡此以脉之發現二條而論也若沉伏之脉有三條分別有陽症脉沉伏非陰症裡寒也陽邪内伏不得作汗出禁用寒涼忌用升散表邪則汗出而脉亦出又有陽症脉浮此氣虚微不得作汗用發表之

藥以散陽邪加人參少許以助正氣則發表之藥愈能散表雖陽症陰脉之死症如此治之亦有得生者又有藏氣虛寒脉見沉遲此陰症中寒也急宜温經救裡以脉沉中別出伏邪正虛陰寒三條者也夫陽證脉沉而遲漫分明者也伏邪脉沉者沉而伏隱急數模糊者也正虛脉微者不拘沉浮脉來衰微按久無力者也故凡遲漫分明者裡寒也沉伏不出者表邪不得發越也陽症脉浮者邪盛正虛也今有陽邪之症而見沉伏之脉誤認陰症而用温熱陽邪內發死不旋踵若見煩躁不安誤用寒凉則表已抑

故切脉之道先分症是何症然後以脉消息者也夫脉沉當下若表症急者仍先散表脉浮當汗若裡有熱者又不得不和解表裡下症急者又不得不用双解表裡大白

○表證

表證寒邪在表無汗發熱惡寒惡風頭項强痛身体痛也太陽經主表故曰表症無汗者皆屬表證雖有是證若自汗出者皆屬表虚未可輕汗即有風邪祇宜桂枝湯解肌可也表實無汗重者麻黄湯主之輕者麻桂各半湯主之時有汗時無汗者桂枝二麻黄一湯主之表實躁熱

甚者三黄石羔湯主之微者大青龍湯主之不躁有熱者桂枝二越婢一湯主之以上表證不必悉具亦不論日之多寡但見有頭痛惡寒一二證即為表未罷雖有裡證當先解表表解已乃可攻之臨症者不可不詳辨也金鑑

脉浮而洪或數而緩或長而弦皆表證也在傷寒風寒外入但有一毫表證自當發汗解肌消散而愈其用藥不過麻黄桂枝葛根柴胡之類在温病邪熱内攻凡見表症皆裡症鬱結浮越於外也雖有表證實無表邪斷無正發汗之理故傷寒以發表為先温病以清裡為主今人一

過温病便以為傷寒遂以先解其表乃攻其裡之説此大謬也温邪原不在經汗之徒損經氣熱亦不減轉見狂躁育諸余按葉天士云温病宗河間三焦論治傷寒宜守六經論治不可不別也温熱

表症者發熱惡寒頭痛身痛而脉浮者是也然惡寒者表症也惡寒為表之虚此屬太陽宜汗之若熱多寒少脉来微弱或尺脉遲者不可汗風温者不可汗也濕温者不可汗也若太陰症脉浮者宜微汗之衄血下血者不可汗也秘傳

○表裏兼症

表裡俱見疑似之間最宜詳辨蓋在表者宜汗在裡者宜下今既兩症相兼如欲汗之則裡症已急欲下之則表證尚在傷寒自表傳裡通宜大柴胡湯兩解之在温病自裡達表輕則增損大柴胡湯重則加味六一順氣湯主之寒温

○裡症

裡症熱邪内結不大便惡熱潮熱自汗蒸蒸口燥舌乾譫語腹滿硬痛也裡實者有脾約有胃實有大便難三者均為可下之證然不無輕重之別三承氣湯脾約丸量其可者而與之庶乎無過也若便溏為裡虚即有是證不可攻也論

中有急下數證不待便實而下之者是下其熱也非下其結也義詳陽明少陰篇金鑑

裡症者不惡寒反惡熱潮熱譫語腹脹滿不大便脉沉而滑者是也然惡熱者裡症也惡熱爲裡之盈此屬陽明宜下之若脉浮者不可下也虛細者不可下也嘔吐者不可下也小便清者不可下也三陰大約可溫而不可下然有積症又當下也如太陰腹滿時痛少陰口燥咽乾或腹滿不大便或下利清水心下痛此積症也宜下之秘傳

溫病裡癥與裡症無大異惟表症則不同也蓋

温病裡症校傷寒裡症猶宜急下邪自內達外也傷寒自表而入裡故舌胎白不可下温病自內而出表故舌胎白中兼黄即宜下其熱也又如傷寒邪從營衛而入故仲景方中或用人參無大碍不彼温熱之邪吸自口鼻蓄於胃口稍投補品身覆發熱不可不慎 王步峰

○陽證

陽證者陽熱之證也不論三陰三陽凡見是證者均為陽熱有餘也陽主動故身輕也陽氣盛故氣高而喘也陽主熱故口鼻氣熱也陽主寤故目睛了了而不眠也目睛不了了亦有熱極

朦朧似不了了然必目赤多眵非若陰症之不明了而神短無光也陽氣熱故身熱面唇紅指甲紅也陽熱入裡故口燥心煩舌乾而渴小便紅也表實者三黄石羔湯裡實者三承氣湯下之表裡不實而熱盛者白虎解毒等湯清之可也詳三陽篇金鑑

傷寒陽症有表有裡溫病陽症有表症無表邪一於清熱導滯而已尤要辨明是傷寒是溫病不可混一而治之今人不辨寒溫好用熱藥而不知涼藥之妙且難矣傷寒得天地之常氣由氣分傳入血分溫病得天地之雜氣由血分發

出氣分但其中證候相參從來混淆倘分別一有不清則用藥死生立判矣溫寒

◎陰症

陰症者陰寒之症也不論三陰三陽凡見是症者均為陰寒不足也陰主靜故身重也陰主寐故目不了了但欲卧也陽氣內寒故息短口鼻氣冷也陰淫於外故面無紅色四肢厥冷爪甲青也陰邪入內故嘔吐下利清穀小便清白也以上皆三陰寒證臨症者以附子四逆理中吳萸等湯擇其宜而與之可也詳三陰篇金鑑

溫病無陰症然或四損之人亦有虛弱之人但

其根源是温病即温補藥中亦宜兼用滋陰之品若峻用辛熱恐真陰立涸矣寒温條辨

陽盛格陰即陽症似陰

經曰陽氣太盛陰氣不得相榮也不相榮者不相入也既不相入則格陰於外故曰陽盛格陰也其外證雖身肢厥冷頗似陰寒而內則煩渴大便難小便赤惡寒不欲近衣爪甲赤脉沉滑一派陽實熱症汗下清三法得宜則陽得以消陰得以完全也表實無汗三黃石羔湯裡實不便三承氣湯熱盛無表裡證宜解毒白虎湯劉元素曰蓄熱內甚脉須疾數以其熱極蓄甚而

脉道不利反致脉沉細欲絕俗未明造化之理反謂傳為寒極陰毒者或始得之陽熱暴甚而便有此症候者或兩感熱盛者通宜解毒加大承氣湯下之後熱稍退而未愈者黃連解毒調之或微熱未除者凉膈散調之或失下熱極以致身冷脉微而昏冒將死若急下之則殘陰暴絕必死蓋陽後竭而然也不下亦死宜凉膈散或黃連解毒湯養陰退陽積熱漸以消散則心胸再暖而脉漸以生也金鑑

陽症似陰外症肢冷内必口燥舌胎黑刺不大便粗工不察便投温補禍不旋踵大抵陽症似

陰乃假陰也實則內熱而外寒也在傷寒以大承氣湯下之在溫病双解涼膈加味六一解毒承氣之類消息治之以助其陰而清其熱使內熱既除則外寒自伏也王冰曰病人身寒厥冷其脉滑數按之鼓擊指下者非寒也余謂溫病火閉而伏多見脉沉欲絕不盡滑數鼓擊也要在詳證辨寒溫

余在湖郡其在四月治一症身熱目赤脉左手沉伏右奇粗大無偏肢厥人靜一無煩躁不語不言問之點頭而已但其肢厥脉沉即是陽盛格陰余以羚羊犀角至寶丹透之服二帖身發

紅疹手指溫熱脉起不沉症反躁擾言語似狂此乃陰轉陽也法以萬氏牛黄清心丸黄連石决明鮮石斛生地之品服一帖其狂即止目赤退白但此症幸其頭無汗目無直視故可治也

傷寒發狂古有鵲石散調之 玉峯

○陰盛格陽 即陰症似陽

經曰陰氣太盛陽氣不得相榮也不相榮者不相入也既不相入則格陽於外也故曰陰盛格陽也面色必現浮淺之紅赤色也其外證面赤發熱而煩頗類陽熱其內則不渴下利清穀小便清白爪甲青白四肢厥冷脉浮欲絶一派陰

寒虛證宜通四逆湯冷服之從其陰而復其陽也利止脈不出加倍人參下利無脈宜白通加豬膽汁人尿湯厥煩欲死宜吳萸湯金鑑

溫病每類傷寒最易混淆夫溫病雜氣直行中焦分佈上下內外大熱陰症自何而來余治溫病數百人僅遇一二正傷寒亦不過一二真陰症又何必纔見傷寒便疑為陰症況多溫病又非傷寒者也吳又可

○傷寒傳經從陽化熱從陰化寒原委

六經為病盡傷寒之變化也天之六氣感人為病則同也人受六氣生病則異也不能預先期

其必然之寒熱也原其人形之厚薄藏之虛實非一也雖人受邪氣雖一因其藏形不同或從寒化或從熱化或從虛化或從實化故多端不齊也明之水火相勝謂水勝則火滅火勝則水乾也邪至其經或從陰化為寒或從陽變為熱即水火相勝從化之理也傷寒變化千般總不外乎陰陽表裡間也金鑑

◎太陽風邪傷衛脉證

中風病名也傷衛謂風傷衛也脉浮緩謂中風脉也頭痛項强惡寒惡風發熱汗出鼻鳴乾嘔謂中風證也桂枝湯能治中風虛邪也詳太陽

上篇 金鑑

○太陽寒邪傷榮脉證

傷寒病名也傷榮謂寒傷榮也脉浮緊傷寒脉也頭痛身痛惡寒惡風無汗而喘或已發熱或未熱嘔逆傷寒證也麻黃湯發之且傷寒實邪此方發汗最靈也 金鑑

○風寒榮衛同病脉證

中風謂風傷衛之病也頭痛發熱惡風惡寒乾嘔中風之症也浮緊寒傷榮之脉也身疼痛寒傷榮之證也今以中風之病而得傷寒之脉與證更兼不汗出之表實內熱之煩躁也傷寒謂

寒傷榮之病也身重不痛乍有輕時風傷衛之證也浮緩風傷衛之脉也嘔逆無汗而喘頭痛發熱惡寒惡風傷榮之證也是以傷寒之病而得中風之脉與證更兼太陽無汗內熱之煩躁也而無少陰證謂無身重但欲寐之證也榮衛同病謂風寒中傷榮衛同病也二證皆無汗實邪故均以大青龍湯發之金鑑

○誤服三湯致變救逆

傷寒無汗之實邪也酒客狀似中風也皆不可用桂枝湯若誤與傷寒則表氣愈固裡氣更逆嘔吐不已也誤與酒病則濕熱內釀傷榮吐血

朦也、此皆誤用桂枝湯之變症當隨其变證治之可也、尺中脉遲誤麻黄湯發汗遂致汗出不止、名曰漏汗也、傷寒脉證當用麻黄湯發汗若尺中脉遲是榮氣不足不可發汗若誤發之則致漏汗惡風四肢拘急小便难等变症也當以桂枝加附子湯救逆可也、大青龍證脉不浮緊若浮緩而微弱反汗出是大青龍脉證未具也、誤以大青龍發之致其人厥冷筋惕心悸頭眩、熱仍不退身肉瞤動也、振ゝ欲擗地謂聳動不已不能興起欲墮於地也、此皆誤與大青龍湯發汗之变證當以真武湯救逆可也。金鑑

救逆述古

逆者，汗吐下三法與病相逆也。救逆者，救其悞治之變症也。仲景一百十三方，每多因救悞而設，爰特彙集救誤諸條，分汗下兩門，以便查閱。

悞汗例

傷寒脉證當服麻黃湯發汗，若尺中遲，是營氣不足，不可發汗。若悞汗之，逆漏不止，惡風，小便難，四肢微急，難以屈伸，此津脫陽亡也，當以桂枝加附子湯回陽止汗。

傷寒發汗過多，其人叉手自冒心，心下悸，欲得

按者桂枝甘草湯主之蓋汗為心液過多則心氣虚桂枝甘草能扶陽以補心氣也若至振振擗地則當用真武矣

傷寒汗出惡風脉浮緩微弱桂枝症也悞以大青龍汗之致其人厥冷筋惕心下悸頭眩熱仍不退身肉瞤動振振欲擗地者真武湯主之内鎮少陰水逆外救太陽亡陽

發汗多致亡陽讝語此非胃實不可下柴胡桂枝湯和其榮衛以通津液後自愈

服桂枝湯大汗出後大煩渴不解脉洪大者胃中津液乾而火獨盛也白虎加人參湯主之

發汗後腹脹滿者虛邪入裡也厚朴生姜半夏人參湯主之

◎誤下例

傷寒誤下續得下利清穀不止身疼痛者急當救裡宜四逆湯此下利不止陽氣下脫雖有身痛表證當以救裡為急救裡之後身疼痛清便自調者急當救表宜桂枝湯此清下已止而身痛不除仍從表治

太陽病下之微喘者表未解也桂枝加厚朴杏仁湯

傷寒下後心煩腹滿起卧不安者梔子厚朴湯

主之此因悮下移邪于心胃故用梔子以治心煩枳朴以泄腹滿是兩解心腹之妙用也邪雖在胃便未燥硬則不可下此為小承氣之先着也

救逆新法

古人云汗多亡陽者因發汗太過身之陽氣隨汗而走泄也下多亡陰者因屢下而重傷陰血也桂枝下咽陽盛則死因表實無汗陽氣内盛悮投桂枝必抱薪救火也承氣下咽陰盛則亡者症非陽明不可攻下悮用硝黄陽氣滅絶也要知汗多亡陽是衛氣奔竄之

人陽盛則死是陰液本竭之症也下多亡陰由其陽氣本虛止傷陰分陰盛則亡由其陽氣本虛不禁陰藥也故論症于今當以汗多亡陰下多亡陽為戒蓋汗本津液所化而風藥尤能燥其陰血胃中本無熱邪而承氣即能銷滅真陽故錄拙誤諸條以佐古法所未逮

傷寒如經發表多者則津液內竭血不榮筋以致手足攣痛二便艱澀當以加味逍遙散加熟地枸杞鈎藤

傷寒過表二三候不解大汗不止舌卷而黑氣

促似喘六脉洪數無根者已成脫症也當以大
劑左歸合生脉投之汗止喘定有得生者
傷寒過經不解舌燥口渴小便不利者此發表
風藥太過津液涸竭也宜左歸飲去茯苓加麥
冬歸芍以救津液自然行矣
傷寒過經不解發表攻裡不當以致真陰耗竭
二便燥結不出胃陰大傷不納不飢宜一味養
正滋陰使胃陰充足自能納穀知飢宿垢自下
左歸合生脉或甘露加人參
傷寒如過過表大汗不止身肉瞤動頭眩不起
振振欲擗地者此陽津陰液俱脫也急以左歸

合參麥五味挽之

傷寒誤表大汗不止津液外洩胃陰虛衰以致嘔惡不已食入即吐者宜金水六君煎加麥冬沙參和中以復津液自然嘔止而納穀矣

如過表大汗胃陰空乏以致乾嘔不止水漿不進亦宜金水六君合生脉加丁香柿蒂胡桃肉代赭石之類止之如不應宜都氣飲加人參胡桃肉紫石英之類以納之不用磁石者因過表傷肺恐吸其氣也

有陰虛挾感之症悞用柴葛羌角升提之藥發表以致虛陽上冒膈悶嘔惡煩躁不寧六脉洪

大按之無力者亦宜金水六君合麥冬加赭石和中以益少陰則陰陽和熱雖而解矣有營虛衛弱之人挾感惡寒發熱腰痛骨痛不可峻汗恐用表藥汗大泄反加惡寒身痛發熱不止當以歸芪建中湯調和營衛則諸症自解矣凡遇外感表症後得兩手脉寸軟尺遲者潤此蓋者營衛兩虛之症也當以黃芪建中湯加防風汗之如誤攻裡不當以致下利不止百骸倦解無氣以動大剂補中益氣加炮姜溫之提之出並汗出而喘急用參附加熱地大温大補之

如攻裡太過以致下焦傷損腸胃併連直漏直泄利無關闌陽明闌門已撤也急用桃花湯重加人參主之

有胃中穀食未化悞下之食為寒凝以致胸膈高起手不可近者宜温胃和中二陳湯加炮姜枳實厚朴查肉之類温以化之 以上參吳坤安

三陽受病傳經欲愈脉證

傷寒一日太陽受病二日陽明受病三日少陽受病此其傳經之常也若初病頗欲吐煩躁脉數急者邪盛傳經而不解也二三日陽明少陽證不見脉静身無所苦者邪衰不傳欲自愈矣

○陽明表病脉證

太陽未罷又傳陽明太陽表邪怫欝陽明肌熱為陽明經表病也葛根湯主陽明表病也陽明之脉浮長也緣緣面赤連額頭痛發熱惡寒無汗目痛鼻乾卧不得安皆陽明經之表證也用葛根湯解兩經之邪也

○陽明熱病脉證

太陽已罷而傳陽明不傳少陽亦未入府其熱漸深表裡俱熱為陽明經熱病也用白虎湯主治陽明熱病也陽明之熱脉長而洪也煩躁口渴引飲汗出身熱不惡寒反惡熱皆陽明經熱

病之證也用白虎湯解陽明表裡俱熱也陽明未罷又傳少陽亦陽明熱病也白虎合小柴胡湯主之

○陽明府病脉證

熱邪入府陽明當脉大也曰胃實曰大便难曰脾約謂府病受邪之不同也脾約者太陽々明也胃實者正陽陽明也大便难者少陽々明也皆為可下之證有輕重之別然必蒸々潮熱身肢濈々然汗出或滿或痛始可議其微甚以三承氣湯麻仁丸下之可也詳陽明篇

○陽明慎汗慎清慎下

陽明表證應無汗反有汗是從風邪傳來仍從表治宜用桂枝加葛根湯陽明熱證應有汗反無汗是或吐或汗或下亡其津液若無燥渴則從表治若有燥渴仍從熱治宜用白虎湯胃實自汗潮熱原應下之若有惡寒浮緩之表宜先解表表解已乃可攻之欲知大便硬定未定當少與小承氣湯轉矢氣者已成定硬當與大承氣湯攻之若不轉矢氣者未成定硬攻之必溏勿更與也若脉微濇者亦不可下下之則死也舌滑尿白裡熱微也雖小便數大便硬其熱遠在廣腸亦不可下用蜜煎猪膽導法自可安也

凡小便數多知大便必硬而無或滿或痛之苦當審其小便日幾行日減數少是津液還于胃中慎不可攻不久必大便出也

◎少陽脉證

脉弦謂少陽病脉也往來寒熱胸脇滿目眩耳聾口苦默默不欲食心煩喜嘔少陽經主證也或渴或欬身微熱或脇硬痛腹中疼或悸不嘔尿不利舌苔滑白者皆少陽或有之證也均宜小柴胡湯主之隨證加減治之可也

◎少陽病用柴胡湯加減法

少陽經主證宜小柴胡湯主治也其或有之証

務要臨症斟酌加減可也若胸中煩而不嘔去半夏人參加瓜蔞實若渴者以半夏易瓜蔞根若腹中痛去黃芩加白芍若心下悸小便不利者加茯苓去黃芩若脇下痞硬加牡蠣去大棗若不渴外有微熱者去人參加桂枝微汗之若欬者去人參大棗加乾姜五味子義詳少陽篇柴胡湯下

◎少陽禁　汗禁吐禁下

少陽有三禁也若誤發汗則生讝語若悞下吐則心悸而驚少陽經即有心下鞕不可下下之甚則下利不止即有胸中滿不可吐吐之甚則

水漿不入變成危候命难生也

少陽可汗可吐可下

上言其禁忌失宜也此言其可貴變通也胸滿煩熱太陽少陽輕邪也宜梔子豉湯湧之胸滿痞鞕氣上衝喉不得息者太陽少陽重邪也宜瓜蒂散吐之發熱惡寒四肢煩痛微嘔心下支結太陽少陽表證也宜柴胡桂枝湯微汗兩解之鬱鬱微煩嘔不止心下痛硬少陽陽明表裡證也宜大柴胡湯緩攻兩解之誤下不致变逆柴胡證仍在者復與柴胡湯以和解之若解則必蒸蒸振汗出而解以下後虛故也

○三陰受病傳經欲愈脉證

傷寒三日三陽受邪為盡三陰當受邪其人身熱雖微而煩躁者謂邪去陽入陰不解也若其人反能食而不嘔脉静小小便清邪未入於陰為不傳欲自愈也

○太陰陰邪脉證

太陰陰邪謂邪從陰化之寒證也脉沉遲太陰陰邪脉也吐食腹滿時痛太陰裡寒證也手足自温邪入陰也自利不渴藏無熱也宜理中湯主之若心下悸加茯苓腹滿去朮加附子吐多去朮加生姜雖吐若下利多還用白朮若渴欲

得飲水仍倍加朮若臍下欲作奔豚去朮易桂中寒倍加乾姜腹痛倍加人參

○太陰陽邪脉證

太陰陽邪謂太陰邪從陽化之熱證也咽乾太陰熱也腹滿痛太陰有餘證也若誤下脉陷太陰當分輕重也腹有時痛有時不痛宜桂枝加芍藥湯和之若腹大滿痛無時不痛宜桂枝加大黄湯下之兼陽明胃實以大承氣湯下之若脉弱即當行大黄芍藥宜斟酌減之以其人胃氣弱易動也

○太陰陽明表裡同病

腹時滿時不滿而減復如常此為太陰寒邪客寒之氣上逆之滿乃可溫之證也宜厚朴生姜甘草半夏人參湯腹滿不減常〻而滿終日不減或不大便此為轉屬陽明實熱内壅之滿乃可攻之證也宜大承氣湯主之

◎少陰陰邪脉證

少陰〻邪〻從陰化之寒證也脉沉細少陰〻邪之脉也背悪寒陽氣虚也但欲寐陰氣盛也口中和謂口中不乾燥也咽痛腹痛下利清穀寒盛於中也骨節疼痛四肢厥冷寒淫於外也宜四逆湯溫中散寒也

少陰陽邪脉證

少陰陽邪謂邪從陽化之熱證也少陰病但欲寐陰邪則脉沉細無力陽邪則脉加數而有力矣始病即口燥咽乾水不上升熱之甚也宜大承氣湯急下之瀉陽救陰也少陰病但欲寐二三日已上變生心煩不得眠是陽邪乘陰陰不能靜也宜黄連阿膠湯清陽益陰也詳少陰篇

少陰太陽表裡同病

少陰病脉沉為陰寒之證當無熱今反發熱是兼有太陽表也宜麻黄附子細辛湯急溫而散之若二三日熱仍不解亦無裡寒吐利之證去

細辛易甘草緩温而和之

厥陰陰邪脉證

厥陰陰邪謂邪從陰化之寒證也脉微細者厥陰陰邪脉也厥者四肢厥冷也藏厥者陰寒藏厥也躁難安謂煩躁無有安時也囊縮謂外腎為寒收引縮入腹也婦人則乳縮陰收也舌短謂舌縮短也舌胎不乾而色黑也四逆謂四逆湯也先者謂先服當歸四逆湯也

厥陰陽邪脉證

厥陰陽邪謂厥陰邪從陽化之熱證也厥而後熱熱而復厥是為熱厥厥微熱微厥深熱深也

消渴者飲水多而小便少也熱氣上衝心痛是火挾木邪而逆也舌胎乾焦而卷也大便秘尚可任攻宜大承氣湯倘寒熱之厥疑似不能定其熱厥寒厥先宜四逆散踈達厥陰其厥不同再審寒熱可也或欬加生姜五味子下利亦加之心下悸加桂枝腹痛加附子瀉下重加薤白秘尿不利加茯苓

少陰厥陰外熱裏寒脉證

少陰裏寒外熱之證面赤不惡寒格陽外熱也四肢冷下利清穀脉微欲絕陰極裏寒也宜通脉四逆湯主之服四逆湯下利脉仍不出加人

參面色赤者加葱白腹痛加芍藥咽痛加桔梗嘔加生姜詳少陰篇

兩感

兩感者藏府表裡同病也一日頭痛太陽也口乾煩渴少陰也二日身熱譫語陽明也腹滿不欲食太陰也三日耳聾少陽也囊縮而厥厥陰也傳經之邪其為病也漸兩感之邪其為病也速蓋因陽邪酷烈正不能禦所以三日後水漿不入六府之氣欲絶昏不知人五藏之神已敗而不即死者賴有胃氣未盡耳故又三日其氣乃盡而死張潔古製大羗活湯以羗獨芩連輩

辛甘以散太陽之表苦寒以清少陰之熱施之於表裡不急著固爲得法也若夫一日則頭痛口乾煩渴二日則身熱譫語腹滿不欲食三日則耳聾囊縮而厥水漿不入昏不知人傳變如此迅速恐用大羌活湯平緩之劑反失機宜當遵仲景治有先後之說審其表裡孰急隨證治之猶或可治故於此證初病一日表裡俱熱者依少陰病得之二三日口燥咽乾之法用大承氣湯重劑以瀉陽邪之裂表裡俱寒者依少陰病始得之反發熱脈沉之法用麻黃附子細辛湯以解陰邪之急二日表裡俱實者依陽明病

讝語有潮熱腹滿時減減不足言之法用大承氣湯攻之表裡惡者依三陽合病腹滿身重面垢讝語之法用大栎白虎加人參湯清之三日表裡熱者依厥深熱深之法用大承氣湯下之表裡寒者依脉微欲絶手足厥寒之法用當歸四逆加吳茱萸生姜湯溫之緩則不及事矣其間頗有得生者後之學者其留意焉金鑑

陽毒

陽毒謂陽熱至極之證也應汗不汗汗下不下失其汗下之時也熱毒炎炎不已故舌卷焦黑鼻内生煤煙也熱毒内攻乘心故神昏譫慄發

狂如見鬼神咽疼唾血也熱毒外薄肌膚故發赤色如錦雲之班也六七日前謂日淺毒未深故尚可治表裡俱實無汗不大便者宜黑奴丸兩解之無表裡實證熱盛者宜黄連解毒湯兼燥渴者合白虎湯清之裡實不便者宜解毒承氣湯下之表實無汗者宜三黄石膏湯發之

○陰毒

陰毒謂陰寒至極之證也血脉受陰毒邪故面色青黑也陰毒内攻於裡故咽痛腹中絞痛也陰毒外攻於表故厥冷通身重强痛如被杖也獨陰無陽不化故陰凝腹若石之堅硬也或嘔

吐或下利或煩躁或冷汗出皆陽虛不足或有之證均以温補為先宜四逆湯倍人參若有是證其人無汗宜還陽散退陰散温而汗之使寒毒散而陽伸也凡遇此證俱宜急灸氣海關元二三百壯隨服藥餌未有不生者也

◎太陽陽邪停飲

太陽陽邪有水逆消渴之病謂太陽中風有渴欲飲水水入即吐者名曰水逆飲水多而小便少者名曰消渴發熱汗出風邪也煩熱也小便不利水入則吐飲停也浮數風熱脈也均宜五苓散多服煖水令微汗出外解太陽內利停水

則愈若不能飲煖水欲飲冷水者是熱盛也以五苓散加寒水石石羔滑石可也金鑑

吳坤安曰飲即水也傷寒停飲症最多每見于太陽少陰臨症者須忽此△如太陽中風渴飲飲水水入即吐者名曰水逆五苓散主之此水停于胸中故水入不能容也△如脉浮小便不利微熱消渴者與五苓散主之此小便不利渴而能消水者水蓄膀胱也脉浮身熱病在太陽也故用五苓散微汗以利水則愈△凡服五苓多飲煖水取汗者欲其散達榮衛表裡俱解也

王晉三先生曰小青龍治動而逆上之水五苓

苓散治静而不行之水。十棗湯夫陷胸丸治中焦之水，瀉之於内。桂枝去桂加苓术湯治下焦之水，引而竭之也。十棗湯治彌漫之水。大陷胸治痞滿之水。真武湯治沉着之水。小青龍入太陽，治陽水，功兼外散。真武湯入少陰，治陰水，功專下滲。小青龍治寒邪未解之水，故温以汗之。十棗湯治陽邪未解之水，故引而竭之。

太陽陰邪停飲

太陽陰邪有水氣，謂太陽傷寒，表不解，發熱無汗，兼有乾嘔而欬，微喘，然病之主證宜以小青龍湯外發寒邪，内散寒飲，則可愈也。或小便不利少腹滿或下利或噎或欬或渴此飲病或有之證亦以小青龍湯主之小便不利少腹滿是水停下焦大便下利是水走太陽俱除麻黄共入茯苓專滲利也噎為内寒之甚以麻黄易附子散内寒也喘氣上逆加杏仁以降逆也渴加花粉或減去半夏以避燥生津也

○少陰陽邪停飲

少陰陽邪停飲謂少陰陽邪熱証兼有停飲病也少陰病當有欲寐至六七日反心煩不得眠是少陰熱也下利而渴嘔小便不利是水飲停也以豬苓湯去其熱而利其水可也

◎少陰陰邪停飲

少陰々邪有水氣謂少陰々寒兼有水氣病也飲病主證必腹痛四肢沉重疼痛大便自利小便不利宜真武湯溫中利水也飲病或有々証或欬或小便利或嘔或下利欬加生姜細辛五味小便若利去茯苓嘔去附子倍加生姜利去芍藥入乾姜也

◎心下悸

心下築々惕々怔々忡々謂悸病之狀也飲水多而小便少水停心下々悸也宜茯苓甘草湯或五苓散厥冷為寒々宜真武湯汗後為虛宜小

建中湯或不因汗後是虛之甚也宜炙甘草湯
心下悸者心下築築惕惕怔忡不寧之狀也
傷寒厥而心下悸者宜先治水當服茯苓甘草
湯却治其厥不爾水漬在胃必作利也
飲水多而小便少心下悸乃水停心下水氣犯
心也茯苓甘草以治其水 又心下悸而厥冷
身瞤動者因虛而腎水上犯也宜真武湯以鎮
腎水 又發汗後心中悸而煩者虛也宜小建
中湯以補心氣
若傷寒邪入厥陰已成敗症脉結代心動悸者
陰液涸也復脉湯主之

若病後心氣虛而怔忡不寧，聞聲即驚者，宜鎮心神以補心氣，如茯神、遠志、棗仁、丹參、當歸、龍齒、辰砂、金箔之類。如因驚而得怔忡者，亦由心竅有痰也，宜茯神、棗仁、川貝、天竺黃、鈎鈎、丹參、竹茹、半夏、辰砂、金箔之類，鎮心神以去驚痰。以上《卷傷寒指掌》

戰振慄

戰謂身抖聳動也，慄謂心內發慄也，振亦聳動，比之於戰則無力也。所以論中曰振振者，皆責其虛也。慄，邪氣爲之也，邪正相交故爭也。此症若生於汗吐下之後，是虛其中外而致逆也。若

不致逆邪因以衰正因以和而作解則為正勝邪祛戰慄汗出而平也金鑑

此症若生于三法之前乃正復邪衰之兆欲作戰慄汗出而解也當靜候其戰汗不可遽投湯藥若生於三法之後則為氣血兩虛不能榮養筋骨故為之振搖不能主持也當大補氣血人參養榮湯主之身搖不得眠十味溫胆湯倍人參吴坤安

筋惕肉瞤

此症皆因發汗太過邪熱未解血氣已傷筋肉失養所致宜大補氣血人參養榮湯之類

若未經過表，其人素稟血少，邪熱傳于血脉之中，火性動惕而然。當作血虛火燥生風治，宜加味逍遙散去白朮加生地。

若傷寒未經過汗，六七日經脉動惕，其肉不瞤，潮熱譫語，大便閉結，小便赤澁，以手按臍旁硬痛，此有燥屎也，加味大柴胡湯。

如傷寒十餘日，曾三四次發汗過多，遂變肉瞤身振，筋脉動惕，此因汗多傷其氣血，宜加味人參養榮湯主之。

如汗後虛煩不得眠，筋惕肉瞤，此血虛兼火也，十味溫胆湯去五味，加柴芍、川黃連。吳坤安

○煩躁不眠懊憹

金鑑曰身為熱動而不安謂之躁心為熱擾而不寧謂之煩煩則擾於內躁動於外故有心煩而無身煩有身躁而無心躁也大抵煩屬陽躁屬陰若懊憹心中反覆顛倒煩不得眠不與躁同見者皆無冷病當作熱觀也惟躁則不然當分表裏陰陽取治故太陽有不汗出而煩躁謂之在表大青龍證也陽明有心下硬之煩躁白虎湯證也三陰有吐利手足厥之煩躁謂之在陰四逆湯證也諸煩不眠懊憹也無論三法後但大便不硬者以竹葉石羔湯溫胆梔子豉等

湯主治可也便硬者量其熱之深淺以白虎三承氣湯主治可也躁同陰見便屬陰寒之躁宜四逆理中吳茱萸湯主治可也

獨煩不躁者屬熱獨躁不煩者屬寒△煩躁同見在太陽屬熱在少陰屬寒△煩主心躁主腎煩屬陽躁屬陰△煩者心中煩亂不甯欲起不安欲睡不穩之狀即反覆顛倒心中懊憹之症也△如火踞心胞上焦不清而煩者左寸脉必躁動舌燥尖紅當以梔子豉湯加川連翹心淡竹葉鉤々之類主之△大汗後虛煩者竹葉石羔湯主之兼瘦者温胆湯加減△虛煩不得眠

脉虚細宜養心十味温胆湯及酸棗仁湯之類主之。有表證不得汗而煩者取汗即愈。若不得汗心中煩悶不安恐有痧疹須細察之不悞。又如躁者身倦手足躁擾或裸倦不欲近衣或欲坐卧水中此陰極發躁為外熱内寒病少陰也其舌不拘何色必胖大嬌嫩其脉必細數躁動或洪大而空或手足厥冷六脉沉微古人用四逆理中等湯冷服不若八味飲或參附熟地濃煎冷服。若少陰煩躁同見口渴唇燥舌紫而乾脉細而數手足微厥躁擾不安者又當滋少陰之陰左歸固本之類主之凡心煩懊憹不得眠不與躁同見者均非虛寒當作熱治大便不秘者只以梔子豉湯竹葉石羔湯溫胆湯主治無論三法後皆可用也若煩躁同見太陽有不得汗出而煩躁大青龍症是也少陰有吐利手足厥冷之煩躁四逆湯症是也又有誤下復汗之煩躁晝不得眠夜則安靜乾姜附子湯主之是也然煩躁見於三陽者多生見于三陰者多死　吳坤安

神昏狂亂蓄血發狂

神昏是胃經熱極乘心也熱入於陽則狂亂也三黃石羔湯治神昏狂亂表實無汗者也三承

氣湯治神昏狂亂裡實不便者也白虎解毒湯治神昏狂亂無表裡證而熱極者也太陽蓄血發狂則少腹硬痛小便自利若小便不利是水熱蓄也非血蓄也陽明蓄血如狂則喜忘大便黑若大便不黑是熱極也非血蓄也蓄血輕者桃仁承氣湯重者抵當湯擇而用之可也然發狂症亦有陽盛陰虛之人作汗將解之時奄然發狂濈然汗出而解者當須識之不可以藥也

○喘急短氣

喘息氣急喝喝而數張口擡肩欠肚者喘也短氣則似喘非喘而不張口擡肩也二證皆胸中

氣病肺主氣故屬肺也無論喘急短氣若氣促壅塞不能布息為有餘之症若氣短空空不能續息為不足之虛症內因謂飲冷傷肺或因疲熱也外因謂形寒傷表表主皮毛肺之合也皮毛受邪其次及膚及肌及胸及腹入胃皆令病喘當審陰陽表裡從化主治可也喘息短氣兼直視神昏汗出潤髮脉微四肢厥冷皆死候也與三陰寒證同見是為陰喘宜四逆加杏仁五味子虛者倍加人參與三陽熱證同見是為陽喘宜白虎葛根黄芩黄連湯與太陽表證同見是為表喘無汗者麻黄湯兼煩躁者大青龍湯

有汗者桂枝加厚朴杏仁湯與陽明裡證同見是爲裡喘宜大承氣湯兼結胸者宜大陷胸丸若兼水氣表實者小青龍湯表虛者及小便不利均宜五苓散加葶藶子裡實者宜葶藶大棗湯兼腹脇硬痛者宜十棗湯裡寒者宜真武湯若脉微細口鼻氣短喘乏而無陰陽表裡證此氣虛喘也宜保元湯加五味子杏仁若喘而唾痰稠粘喉間漉漉有聲此痰喘也重者宜瓜蒂散礞石滚痰丸輕者二陳加葶藶子蘇子之類也

金鑑

喘症之因大抵三法前多實喘三法後多虛喘

在肺爲寔在腎爲虚實喘宜開太陽虚喘宜固少陰外感之喘治肺内傷之喘治腎

虚實之辨寔喘氣急張口擡肩欠肚寬喘氣短似喘非喘而不張口擡肩欠肚也實喘肺氣不得宣暢滿悶只在胸間虚喘腎氣不能接續阻塞在於氣道

太陽病不解用小青龍湯治喘者治水氣干肺也用桂枝湯加厚朴杏仁治喘者治寒邪在肺也用麻杏石甘湯治喘者治寒包肺火也述古

陽明病發熱汗出不惡寒胸滿而喘用梔子豉湯者此陽明内熱出表非治外感也又陽明病直視微喘者用承氣湯此陽明

壞病也述古傷寒有冒感寒邪惡寒無汗頭痛身疼于脉沉伏而喘急者此寒邪鬱於太陽痰氣交阻于肺也法當開太陽之邪用焦麻黄川桂枝半夏杏仁旋覆花紫蘇葉橘紅生姜白芥子之類辛溫汗之如外感寒邪內伏火咳喘煩渴氣口脉沉而數者宜外散寒邪內清肺火麻杏石甘湯加桑皮枯芩桔梗主之若咳嗽口乾氣逆而喘而不頭痛惡寒者火邪在肺也當以瀉白散加二母枯芩羚羊角之類以瀉肺火

若氣逆咳喘胸膈凝悶氣口脉閉喘咳有痰聲

者痰喘也治痰為主如前胡蘇子杏仁葶力子橘紅象貝姜霜半夏桑皮枳殼薄荷桔梗竹瀝姜汁之類選用

傷寒有表解之後而胸悶喘急者亦痰也急當治其痰蓋外感表邪雖去而內痰復發故喘必寸脉沉閉胸膈悶塞可證不可因解表後作虛治也以上皆實喘治肺

若因汗下之後發喘者乃真氣不能接續氣短似喘也病源在下其病呼吸喘促自丹田以上氣道阻塞不通提不能升嚥不能降呼吸不能接續主治在腎以腎主納氣也當以景岳貞元

飲主之。氣虛脉微，汗大出者，合參麥五味收之納之，或生脉合左歸亦可。足冷脉微者，熟附都氣飲加胡桃肉以納之。以上是虛喘治腎

若飲邪犯肺作喘，當以溫藥和之，二陳湯加桂枝、姜汁。

呃逆噦噫

今之名曰呃逆，即古之名曰餲也。餲者，氣鬱結有聲也。世有以噦為呃逆者，蓋不知噦噦之聲，聲從胃裡出口，不似餲之格格連聲，氣從臍下來自衝脉，出口作聲也。呃逆頻頻，噯氣噫氣。噯氣者，因飽食太急，此時作噯，轉食氣也。噫氣者

因過食傷食越時作噫食臭氣也故曰情自異也但均屬氣逆為病故治同法也呃逆之病胃氣虛竭也兼熱者以橘皮竹茹湯加柿蒂主之兼大便不利以三承氣湯主之兼小便不利以二苓散湯主之兼腎虛不能攝納脉之氣歸原以都氣湯加牛膝主之兼寒客太陰手足温以丁香理中湯主之少陰手足厥更加附子兼痞硬下利以生姜瀉心湯主之兼痞硬噫氣不除以旋覆代赭石湯主之　金鑑

經云寒氣客于胃厥逆從下上散復出于胃故為噫大抵此症傷寒汗吐下後或大病後多有

盖汗下後邪氣雖解胃氣弱而不和三焦失職清不能升濁不能降是以餘邪留連于胃噯酸作飽胸脘不爽仲景所謂心下痞硬噫氣不除是也治以旋覆代赭湯所以宣陽氣而鎮陰逆陽氣宣達則陰邪不得阻格升降順痞硬散而噫氣自除矣

若濕飲内傷陰濁聚胃以致胃陽受傷濁陰上犯噫氣噯酸中焦格拒治宜安胃陽以鎮陰逆人參半夏茯苓乾姜旋覆花代赭石湯主之

呃逆者聲自下逆上俗名呃忒是也不拘傷寒雜症皆有所因不一治法各宜隨症施治

陽虛陰逆△有因寒涼太過胃中虛冷濁陰上
逆以致呃逆嘔吐或腹痛下利兩脈微弱治
宜理陽驅陰人參附子丁香柿蒂茯苓甘乾
吳萸主之△若無吐黄綠苦水胃虛陰濁上
干丑去附子加代赭枇杷
肝木犯胃△氣逆呃忒脈小色白厥逆寒戰此
肝氣犯胃用鎮肝安胃法人參半夏茯苓乾薑
丁香柿蒂代赭石炒川楝粳米
肺鬱氣逆△面冷頻呃咽中不爽此肺氣膹鬱
病在上焦宜開氣分之痹俾清陽得舒胸次方
能開達薑汁炙枇杷葉川貝川鬱金香豉桔梗

通草竹茹之類主之

陰飲上逆△攻伐太過，胃中陽虛，飲濁上逆為呃，舌胎白潤，治宜温通，半夏、茯苓、丁香、柿蒂、吳萸、姜汁之類，如生姜半夏湯、丁香柿蒂湯、茱萸理中湯皆可選用。

胃虛有熱△如呃逆而渴，舌胎微黄，此胃虛有火，虛火上逆而呃也，宜橘皮竹茹湯，或温胆湯去枳實，加姜汁炙枇杷葉。如胃中有痰飲，脉沉而弦，宜橘皮半夏生姜湯。

肝火上逆△如呃逆舌黄而渴，左脉弦數，此肝火上逆為呃也，宜左金丸、黑梔、代赭、枇杷葉、半

夏茯苓之類降之
中焦虚冷如脾胃虚寒寒氣格逆而呃者脉
来濡緩右関突大舌嫩不渴宜理中湯加丁香
温之
下焦陽虚呃逆起自下焦渾身振動者乃膈
下焦虚寒陽氣竭而呃也宜理陰煎加丁香五
味胡桃肉以納之或都氣飲加熟附桃肉丁香
以納之不已則死
陰火衝逆如六脉細數面赤顴紅而呃者陰
火上逆也都氣飲加胡桃肉柿蒂以納之
格陽呃逆若高年命门火衰虚陽上逆而逆

者必面赤戴陽足冷下利六脉微弱宜熱附都氣飲加人參丁香胡桃肉紫石英之類納以鎮之。以上三症丟柔須重用

胃陰虛餒。有發汗太過胃中津液枯涸以致呃逆嘔吐宜金水六君煎加北沙參麥冬丁香柿蒂和中以生津液汗出不已加五味子。

中脘食滯。凡呃逆脘痛胸中脹滿者食滯爲呃也宜二陳加查肉厚朴枳殼麥芽木香汁萊菔子之類疏之和之

幽門濁逆。傷寒表解之後大小便不通呃逆作呃此糟粕未化與邪結于幽門幽門之氣不

化則州都閉傳導失二便不行惡氣上冲于胃故作呃逆也宜利鹽门利鹽湯主之若大便秘結少腹耕痛而作呃逆者承氣湯主之第一書大抵呃逆皆是寒熱錯雜二氣相搏故治之亦多寒熱相兼之剂如丁香柿蒂並投之類試觀平人冷呃令其思想則止思則脾火氣乘而胃和也 治哉

○嘔吐

經云足厥陰肝所生病者胸滿嘔逆夫本動也犯土嘔吐出於胃而致病之由在肝胃病治肝不拘傷寒雜症皆然不可專以胃火胃寒為治

也

肝火犯胃△凡痞脹食入即吐并嘔酸水口渴舌黄此肝火犯胃恒因惱怒而得宜吳萸黄連半夏茯苓厚樸只實姜汁竹茹之類主之

胃火衝逆△亢陽明熱病舌滋燥黄煩渴嘔惡脉來洪滑米飲入口即嘔惟凉水可納者宜白虎湯重加治水芦根主之

肝火衝胃△凡傷寒熱盛之時自覺氣自左升嘔吐勺水不納脉弦數舌燥刺或嘔吐酸苦黄水此肝火上乘于胃宜左金半夏陳皮姜汁炒黑梔茯苓枇杷等降之泄之或用姜汁炒黄連

或用吳萸湯炒黃連治嘔最驗

胃脘陽虛△凡食入嘔吐或納少不變脈細小而弦或右脈弦大脘中滿痛大便欲解未通此胃脘陽虛肝火來亢治宜專益胃陽△人參半夏茯苓陳皮乾姜吳萸主之

胃氣不降△脾主升胃主降若因怫怒動肝々木犯胃々陽受傷不能傳及小腸變化矣致大便不解納穀不饑吞噫酸水甚至胃底釀積之粕上湧為吐此胃氣不主下行故也法當溫胃陽制肝逆為治宜熟附乾姜白芍吳萸枳實炒白粳米主之

肝逆犯肺△凡病氣自左升腹中膨脹嘔吐涎沫酸苦黄水則咳嗆不已此肝氣逆乘過胃犯肺法宜制肝和胃須陳皮半夏茯苓川椒烏梅萸湯炒川連姜汁炙枇杷葉主之

陰濁犯胃△有氣從少腹上冲為嘔為脹所吐皆黑綠苦水此屬下焦陰濁冲逆犯胃厥陰挾氣上逆也宜川椒烏梅製連茱萸茯苓川楝子醋炒小茴香鹽水炒黑山梔姜汁炒等以制肝逆胃氣虛者加人參

肝絡伏飲△凡氣衝偏左厥逆欲嘔之盡方適此伏飲在於肝絡也宜辛以通之鹽水炒淡吳

黄半夏茯苓姜汁全福花代赭石主之

熱邪内結△痞悶嘔噦不寐不飢舌黄口渴治宜苦辛瀉心湯黄芩川連半夏枳寔姜汁

暑穢内結△吸入暑穢先走募原募原是胃絡分布故上逆而為嘔吐脘悶而痛寒熱不解舌黄而渴宜瀉心法姜汁川連黄芩半夏枳寔藿梗滑石通草鬱金

濕熱相蒸△胃中有火脾家有濕濕熱相蒸以致嘔吐不納時飽時飢渴不多飲舌胎微黄粘膩此胃熱蒸脾濕之證也治宜寒熱並施川連乾姜茯苓半夏陈皮黄芩澤瀉枳寔姜汁

痰飲兼寒△嘔吐不渴舌胎白滑或兼咳嗽者此痰飲兼寒邪也二陳湯加桂枝乾姜姜汁

痰飲兼火△嘔吐微渴兼見咳嗽舌胎淺紅而鮮或兼微白此痰飲兼胃火也溫胆湯加枇杷葉姜汁炙黑梔子姜汁炒

胃中虚寒△納穀不受時嘔涎沫舌潤不渴右關濡軟六君子加砂仁乾姜嘔涎沫者加益智仁攝之吐痰飲者加桂枝姜皮和之

熱傷胃津△暑濕之邪不解灼乾胃中津液舌紅鮮澤口渴食入即吐當戒腥油膩物二陳湯去甘草加扁斛姜汁炒竹茹或溫胆湯去枳實

甘草加梔豉金斛

胃陰虛餒△如大汗後胃中津液大虛吐嘔不納口渴舌胎白嫩者宜金水六君煎加麥冬沙參以和胃陰

嘔吐不已△此有升無降宜鎮逆法 旋覆花代赭石半夏茯苓陳皮虛者加人參以上錄吳坤安

不便不食不便能食

傷寒有不便而不食者必須滋胃陰胃陰充溢自然邪去便通而思食矣如養未足邪不即去不食不妨也

傷寒有不便而能食者致新推陳倉廩滋益自

能通利不便無憂也

○斑疹　二條出西塘感症

金鑑曰傷寒發斑疹痧皆因汗下失宜外邪覆欝内熱泛出而成也惟時氣傳染感而即出亦由疫之為病烈而速也發於衛分則為痧衛主氣故色白如膚粟也發於榮分則為疹斑營主血故色紅膚淺為疹深重為斑斑之形如豆甚則成片連屬斑疹之色紅者輕赤者重黑者死此以熱之深淺驗死生也若其色淡紅而稀暗者皆因邪在三陽已成斑疹入裡邪從陰化或過服冷藥所致是為陰斑陰痧陰疹法當從陰寒

俯

主治也瘢出未透表熱輕者宜升麻葛根湯合消毒犀角飲治之表熱重者宜三黄石羔湯發之已透用青黛消瘢飲加减清之瘢疹初起表裡不清用双解散先通表裡餘法同前治之可也

瘢者有觸目之形而無碍手之質即稠如錦文稀如蚊跡之象也或佈於胸腹或見于四肢總以鮮紅起發者為吉紫色成片者為重色黑色青者不治

疹者有顆粒之象腫而易痒而瘢之屬殊知出要周匀淡宜徐緩春夏多此瘢疹二者不外

手太陰與足陽明之治又斑為胃家毒火疹屬脾家濕熱須互參之

斑疹之發傷寒由于失表失清其邪不得外達蘊于胃府走入營中而發也溫熱之症外邪與內熱相搏濕熱凝滯自然發斑發疹有發熱一二日便見者有發熱三四日始見者非因失治而然

大抵發汗不出或雖汗不解胸膈煩悶嘔惡不納足冷耳聾脉沉而伏或寸關脉躁動便是斑疹欲出之候須細診之

凡斑疹欲出之際若得上吐下瀉者吉毒氣上

下俱出故也

凡斑紅赤者為胃熱紫色為熱甚紫黑為胃爛

赤斑五死五生黑斑九死一生鮮紅起發稀朗

者雖大不妨如針頭須稠密紫黑成片者難治

雜藍斑黑爛者死也

凡斑既出須得脈洪滑有力手足溫者易治脈

微足冷元氣虛弱難治斑疹透發神識宜清反

加昏沉者難治

凡溫熱斑疹已見陽明少陽新法中傷寒失表

發斑已見太陰新法中此更詳天時寒暄燥溫

邪在足經手經氣分營分外感內傷為治當以

溫熱疫癘恭之

胃熱發斑舌胎黃燥者胃中熱極也從陽明治犀角連翹黃芩黃連銀花牛蒡葛根薄荷之類不可過用風藥

營熱赤斑舌胎鮮紅者營分血熱也神昏譫語邪干膻中病在手經不可妄用風藥以劫胃津亦不可純用苦寒直入中焦法當清疎營分輕透斑毒如犀角與連翹心元參丹皮牛蒡銀花人中黃之類神昏加菖蒲數分西黃二三分以開心竅

如斑已透當清火解毒以化之如連翹赤芍元

參丹皮花粉知母黃芩淨銀花人中黃之類脉洪大加石羔舌絳色加鮮生地

表寒△春應溫而反寒夏應熱而反涼有病惡寒發熱咽痛身上有淡紅白斑舌胎白而薄嫩者此寒邪在表也當以荊防敗毒散溫散之

溫毒△秋應涼而反熱冬應寒而反溫或天時亢旱久燥溫疫流行發爲赤斑丹疹其毒瀰滿三焦目赤舌絳汗出津津切忌風藥甘散宜涼膈散去芒硝大黃加石羔牛蒡子赤芍人中黃大便秘者去硝留黃

陽毒△溫疫陽毒發斑面如塗硃眼如噴火六

然毒透神清　第一書

内傷△　凡勞倦内傷虚火遊行于外亦有淡紅瘢點其身痛心煩惡寒發熱與外感同第脉虚大或氣口獨大倦怠懶於言語自汗為異補中益氣熱睡汗止身凉而愈

伏陰△　陰瘢者因内有伏寒或悞進寒凉逼其虚陽浮散于外其瘢點隱隱而微脉雖洪大按之無力或六脉沉微手足逆冷舌胎白滑或黑胎胖滑此陰瘢無疑也先用炮姜理中湯以復其陽次隨症治若内傷生冷外感寒邪而發陰瘢調中湯最捷

脉洪大燥渴欲死此陽明血熱已極毒邪傳遍三焦經絡閉塞榮衛不通非三黄石羔湯不能解救

伏瘢　凡傷寒邪入太陰脉靜神呆舌心灰黑防有伏瘢或時感之症過經不解舌胎灰黑或中心黑暈肌表不甚發熱脉象亦似沉緩但神識不清或鄭聲作笑此陽邪陷入太陰防有伏瘢内發其脉靜身涼非邪退正復也乃陽邪陷于陰分也法宜宣通氣血透提瘢毒以實症治之如連翹赤芍銀花紫艸生查肉檳榔天虫刺蒺藜犀角山甲角刺之類透之提之瘢疹外達自

少陰△凡腎虛挾感斑疹無力透達肌膚中微現淡紅隱隱之點脉象沉細無力舌胎淡紅紫色舌形胖嫩圓大似藤非藤神識乍清乍昧此少陰精不化氣斑不得透也當以左歸飲加人參進之精氣充溢斑自外達矣若兼右尺遲微手足逆冷渴不欲飲此少陰水火俱虧也當以人參八味投之腎氣一充其斑自透

內斑△凡溫疫時感有內斑其斑發于腸胃嗌膈之間肌膚間不得而見其脉短滑似躁非躁外症口乾目赤手足指冷煩躁氣急不欲見火惡聞人聲耳熱面紅或作寒噤或作噴嚏昏不

知人鄭聲作笑種々形証皆內瘢之驗治法亦宜宣通氣血解毒化瘢如連翹地丁赤芍紫草查肉桔梗淨銀花人中黃白姜蚕鉤々之類主之俾得脉和神清方為毒化瘢解　第一書

疹子悉屬風熱浮小有顆粒隨出隨沒而又出劇者是與小兒疹子同宜清風解熱為先不可驟用寒涼必兼辛散

吳地曰痧子江浙曰瘄子同一病也恒發於小兒若疹子不拘大小皆有三症主治略同總不出乎痲家風熱身熱一二日即發者輕三五日發者重亦當辨其天時寒暄燥濕邪在氣分血

分治

外寒內熱△痧疹發於暴寒之時肌表頭面不透是外襲寒邪內蘊伏熱宜兩解肺衛之邪麻杏石甘湯加桔梗薄荷射干牛蒡主之△若秋候涼風外襲伏熱內蒸以致咳嗽或喘者亦宜麻杏石甘湯加桑皮象貝桔芩蘇子之類麻黄須蜜炙或水炒

風溫△若值天時晴燥已久而患咳嗽咽啞喉痛之症兼痧疹者此風溫客于太陰手經也治宜辛涼清潤之品大忌升葛防風蟬衣等藥當以羚羊角連翹薄荷牛蒡元參射干杏仁桔梗象

貝淨銀花芦根之類選用繼以粒參川斛麥冬花粉知母梨汁之品以養肺胃之陰

血熱△痧疹初起舌絳如朱疹色如丹環口燥裂大渴欲飲脉象洪數乃陽明血熱也宜犀角連翹鮮生地丹皮赤芍元參花粉銀花人中黄之類選用繼以大小甘露出入以救胃陰

肺鬱△痧疹後痰多氣急咳嗽者餘熱鬱於肺也宜宣開之如梔豉桑杏桔梗枯芩薄荷象貝蔞皮通草芦根之類△如痧疹雖透而咳嗽聲啞喉痛者此痧毒不能盡發鬱於肺分也亦宜宣通肺氣如羚羊角前胡桑杏連翹牛蒡射干

薄荷、銀花、甘桔、通草、黄芩、芦根之類選用。

發喘　凡痧瘄透發不盡，毒邪干肺，喘急昏悶者，危症，迅宜急透之。焦麻黄八分　石羔四錢　杏仁二錢　牛蒡一錢五分　連翹一錢五分　枯芩一錢五分　象貝一錢五分　薄荷八分　桔梗八分　犀角八分　生甘草四分　通草一錢　芦根一握

咳嗽　凡痧後咳嗽，餘熱在肺，迅宜瀉白散加貝母、橘红、杏仁、枯芩、知母、花粉、甘桔、梨汁之類清之。

傷陰　凡痧瘄伏邪未清，致傷陰分而發熱不止者，宜甘凉養陰，如沙參、骨皮、麥冬、玉竹、雲苓

金斛生地白芍丹皮甘草之類

伏邪△凡痧瘄等症外雖透達而癮回而身熱不除漸加咳嗽痰脹咽痛喉啞齦爛神昏欲寐或無赤痢等症者此係失溯伏邪在內危症也急宜散邪解毒如犀角連翹牛蒡射干元參杏仁查肉人中黃淨銀花兩黃通艸之類以痳疹治太早以致發熱喘咳者此伏邪在肺也速宜開宣肺氣遲則不治如枇杷葉桑杏羚羊大力連翹前胡芧蒡桔梗蘆根之類主之

陰虛△凡少陰水虧之人感挾時邪而發痳疹不可過用柴葛升散此症雖表不得汗解或雖得汗

而瘢疹未透熱仍不解惟清解中兼養陰液庶能得汗而瘢疹亦易透達如過時感診得脉象細數或沉細外症欲寐不寐舌形微白苔紅或紫色而乾即是少陰虛症或已經表散不應者急宜用生地骨皮沙參玄參麥冬金斛花粉牛蒡連翹甘草之品以養陰液自然疹隨汗達身涼而解如苔舌燥口渴而便閉者加犀角數分合陽明治之或加豆豉

凡病瘄瘢疹最宜通洩雖下利五色亦不妨惟二便不利最為凶候如遇此症勿實脾止瀉惟厚朴不妨

凡癍疹初見須用紙撚照看胸背兩脇點大而在皮膚之上者爲癍或雲頭隱隱或瑣碎小粒者爲疹又宜見而不宜見多按方書謂斑色紅者爲胃熱紫者熱極黑者胃爛然亦必看外症所合方可斷之然而春夏之間濕病俱發疹爲甚且其色要辨如淡紅色四肢清口不甚渴脉不洪數非虛癍即陰癍或胸微見數點面赤足冷或下利清穀此陰盛格陽於上而見當溫之若癍色紫小點者心胞熱也點大而紫胃中熱也黑斑而光亮者熱勝毒盛雖屬不治若其人氣血充者或依法治之尚可救若黑而晦者必

死若黑而隱隱四旁赤色火鬱火伏大用清凉透發間有轉紅成可救者若夾痳葉疹皆是邪火不一各隨其部而泄然痳屬血者恒多疹屬氣者不少痳疹皆是邪氣外露之象發出宜神情清爽為外解裡和之意如痳疹出而昏者正不勝邪內陷為患或胃津內涸之故

再有一種白瘖小粒如水晶色者此濕熱傷肺邪雖出而氣液枯也必得甘藥補之或未至久延傷及氣液乃濕鬱衛分汗出不徹之故當理氣分之邪或白枯如骨者多凶為氣液竭也

按瘖瘖不少往往病久忽見白瘖隱隱然色

以枯骨不治之症切不可用辛凉透發之藥乃衛氣敗也王子峰拙識

章楠曰外感風溫之疹由外傳裡若胎毒之瘄發源于腎而傳心肺故一日一潮或三潮必潮發三日而毒始盡出蓋一日則腎家毒盡二日則心家毒盡三日則肺家毒盡而出于皮毛結痂而消神氣清爽或未出透而餘毒於中即有變證矣若外感風溫鬱於營衛而成疹一出之後旋即消化非若胎毒之瘄必現潮三日始消也故疹之形色雖同而現證不同因其源頭有淺深內外之異故又名

瘄以別之大凡治病必先明其邪之源流而後審證施治方能盡善瘄疹有外感胎毒之異自古未曾詳辨無怪世俗治多陷誤胎毒止發一次其有復出者必係外感鬱熱而成然有胎毒未發而先由外感出疹者總當辨其形證外感必先外熱初起口不渴胎毒熱從內發先口渴而後身熱外感疏解透發從即消散胎毒雖用疏解必潮現三日始消以其源遠則流長也適有孝廉黃笑山先生令嫒年十餘歲出瘄見點已五日經幼科以常例升提表散之藥治之其毒總不透發氣喘

鼻煽日夜煩擾余診其脉虛弱兼數惟左關尺沉弦而滯知爲胃肝蘊毒未出乃重用元參佐知母歸鬚赤芍犀角羚羊連翹甘草一劑服之其夜即能稍睡次日脉象鬆動惟口大渴猶喘急鼻煽是熱毒已達肺胃又重石羔數劑後漸安而愈蓋元參滋水解毒能發腎氣歸鬚赤芍疏通血絡犀羚皆透發之品與連翹知母甘草從手足厥陰引毒直達肺胃從表而出故一劑即效是證乃熱毒內伏故以清涼透發見效也

疹原 △ 疹非一類有癍疹瘾疹温疹蓋痘疹皆

非正疹也惟麻疹則為正疹亦胎元之毒伏於六府感天地邪陽火旺之氣自脾肺而出故多咳嗽噴嚏鼻流清涕眼淚汪汪兩胞浮腫身熱二三日或四五日始見點於皮膚之上形如麻粒色若桃花間有類於痘大者此麻疹初發之狀也形尖疏密漸次稠密有顆粒而無根暈微起泛而不生漿此麻疹見形之次大異於痘也須留神調治始終不可一毫疏忽較之於痘雖稍輕而變化之速則在頃刻也金鑑

◎衄血

金鑑曰陽明衄血熱在裡也太陽衄血熱瘀經

也太陽失汗則有頭痛目瞑之兆陽明失下則有漱水不欲嚥之徵衄血之後身凉脉静知作解也若仍不解知衄未盡熱留於營也無汗表熱宜升麻葛根合犀角地黄湯清解之欲作衄未衄者表寒宜麻黄湯汗之裡熱宜犀角地黄湯加芩連清之若表寒裡熱者則又當合二方兩解之

衄血者血從鼻中来也傷寒衄血其因有三太陽失表熱瘀經而衄者有頭痛目瞑之徵宜清解之羚羊角黑山梔連翹赤芍丹皮元參薄荷黑荊芥鮮生地牛膝澤瀉茅根之屬降之清之

不可再汗也陽明失下熱瘀裡而衄者有漱水不欲嚥之徵宜下解之生地赤芍丹皮牛膝查肉桃仁大黄之屬下之清之此釜底抽薪大黄不妨重用也宜清血分犀角連翹赤芍丹皮元參生地牛膝茜根茅根之屬清之解之如衄後身凉脉静邪從紅汗而解也若衄後病勢反劇者更傷其陰也大為危候其衄勢必重須大劑六味飲加麥冬五味子主之衄止則生有衄勢太甚陽隨陰走四肢厥冷者六味加牛膝肉桂以鎮之

凡傷寒温病失表失下往往有之余曾治一使

女名素珍患暑熱症經前醫誤用黃連瀉心湯等俱不效症危篤延余診之外症痓厥神昏脉息小弦而滑舌胎紅絳中黑口渴引飲曰此症失清解之故汗不達于皮膚反陷于營分也余用犀角地黄湯加羚羊角茯苓石决明鮮石斛之類服一劑鼻衄大出症漸平經曰血即汗異名同類不汗出而衄血此之謂也 王少峰批識

吐血

金鑑曰傷寒吐血皆因失汗失下火逆以致邪熱熾甚沸騰經血妄行若血從口鼻耳目而出小便难此為強發少陰汗名曰下厥上竭為难

治也三陽熱盛吐血宜升麻葛根合犀角地黃湯熱盛加芩連清解可也若血瘀則胸滿或痛當以桃仁承氣合犀角地黃湯攻之若暴吐腐臭之血名曰內潰內潰者死若吐血過多面唇無紅色名曰血脫救脫輕者以聖愈湯重者以人參養營湯

傷寒吐血每因失治所致有因太陽感寒無汗惡寒頭痛發熱寒邪外束法當發汗若失于表散陽氣不得外洩則逆走陽絡絡血妄行則致吐血或由其人素有血症寒邪犯肺而咳嗽傷血絡亦致咳血均當以清疎營衛表散寒邪為

治古人皆以麻黄桂枝等湯治血症是也然未免太峻當小其製用羌活蘇葉荆防荷葉等以去風散寒橘紅杏仁以降氣芍藥甘草以安營微兼渴者少佐黄芩以清熱則營衛之邪解散自然嗽止身凉血不治自止矣△若内有伏火外感寒邪熱被寒束火逼絡血而致衄血咳血者外症亦惡寒發熱但兼口渴舌乾為異治宜辛凉清解營衛須用川羌桂枝石羔羚羊角黑梔丹皮黄芩桑杏之品散之清之次用和血清絡之品調之

有因風温之邪慎汗動血有因三陽熱盛沸騰

經血皆致吐衄凡見眼閉目紅神昏語亂煩擾漱水皆熱傷血絡之症也宜犀角生地丹皮山查川鬱金淨銀花赤芍連翹川連之屬以清絡中瘀熱大便秘者加大黄尤妙　若兼胸滿而痛者血瘀于絡也當以之犀角生地歸尾桃仁赤芍查肉青皮降香大黄之屬行之清之吳坤安

○熱入血室

金鑑曰婦人傷寒與男子同也惟產後經來邪熱乘虛而入血室另有治法熱入血室之證晝日明了夜則譫語妄見鬼狀宜小柴胡湯加生地丹皮若無汗則爲表寔加麻黄汗之有汗則

為表虛加桂枝解之若有發熱惡寒之表曾經發汗雖無汗不加麻黄再加桂枝以解之不可復用麻黄也若有似瘧之寒熱加麻黄桂枝兩解之若厥而下利則為中寒去黄芩加姜附不須疑也若發熱煩渴則為裡熱去半夏合白虎加花粉葛根胸脇少腹滿硬或作痛則為瘀血宜合桃仁承氣湯攻之産後胎前雖有多证不能盡述總不外陰陽表裡之治在臨症者以意消息之耳

凡温症熱入血室外症神昏譫語經脉因熱而至邪乘虛入宜犀角地黄羚羊丹皮琥珀之類

或加桃仁紅通草主之王少峰批識

邵新甫曰攷熱入血室金匱有五法第一條主小柴胡因寒热而用雖經水適斷急提少陽之邪勿令陷下為最第二條傷寒發热經水適來已現晝明夜劇譫語見鬼恐人誤認陽明實病故有無犯胃氣及上二焦之戒第三條中風寒热經水適来七八日脉遲身凉胸脇滿如結胸狀譫語者顯無表證全露热入血室之候自當急刺期門使人知針比药力尤捷第四條陽明病下血譫語但頭汗出亦為热入血室亦刺期門汗出而愈仲景無非推廣其義教人當知通

變第五條明其一疟而有别因為害如疫潮上脘昏冒不知當先化其疫後除其热等語所謂急者先除也乃令人一過是疟不别热入之輕重血室之盈虧遽以小柴胡湯貽害必多要之热甚而血瘀者與桃仁承氣及山甲歸尾之屬血室空而热陷者用犀角地黄湯加丹參木通之屬表邪未盡而表症仍羔者當合乎和解热輕而清药過投氣機致鈍者不妨借温通為使血結胸有桂枝红花湯参入海蛤桃仁之治昏狂甚進牛黄膏調入清氣化結之煎有兩解氣血燔蒸之玉女法热甚陰陽有脊陰養氣之復

脉法又有護陰滌熱之緩攻法慎無拘泥乎柴胡一法也

葉桂曰熱入血室仲景立小柴胡湯提出所陷熱邪参棗扶胃氣以衝脉隸屬陽明也此與虛者為合法若熱邪陷入與血相結者當宗陶氏小柴胡湯去参棗加生地桃仁查肉丹皮或犀角等若本經血結自甚必少腹滿痛輕者刺期門重者小柴胡湯去甘葯加元胡歸尾桃仁挾寒加肉桂心氣滯者加香附陳皮枳殼然熱陷血室之症多有讝語如狂之象防是陽明胃實當辨之血結者身体必重非若陽明之輕旋便

捷者何以故也陰主重濁絡脉被阻側旁氣痺連胸背皆拘束不遂故去邪通絡正合其病往往延久上逆心胞胸中痛即陶氏所謂血結胸也王海藏出一桂枝紅花湯加海蛤桃仁原是表裡上下一齊盡觧之理此方大有巧妙故録出以備學者之用

王孟英曰温邪熱入血室有三症如經水適来因熱邪陷入而搏結不行者此宜破其血結若經水適斷而邪乃乘血舍之空虛以襲之者宜養榮以清熱其邪熱傳營逼血妄行致經水未當期而至者宜清熱以安營

章楠曰：熱入血室，其邪淺者，往來寒熱如瘧狀，而無譫語，用小柴胡湯，是從膽治也。蓋往來寒熱是少陽之症，故以小柴胡提少陽之邪，則血室之熱亦可隨之而外出，以肝膽爲表裡，故深則從肝，淺則從膽，以導洩血室之邪也。今桑氏更詳證治，併采陶氏、王氏之方法，與仲景各條合觀，識爲精細周至矣。其言小柴胡湯惟虛者爲合法也，何也？蓋傷寒之邪由經而入血室，其胃無邪，故用參棗；若溫熱之邪先已犯胃，後入血室，故當去參棗，惟胃無邪及中虛之人方可用之耳。須知傷寒之用小柴胡湯者，正防少陽經邪乘虛入胃，故用參棗先助以禦之。其與溫熱之邪來路不同，故治法有異也。

○讝語辨

章楠曰：夫心神為一身主宰，病至神昏讝語，已經危重，若不細辨明晰，焉能起死回生？仲景論中邪入陽明胃府窒結而發讝語者，以胃為五藏六腑之海，邪壅於胃，則五藏氣血擾亂，故神昏讝語也。又有熱結膀胱，其人如狂者；有熱入血室，晝日明了，夜則讝語者；有肝邪乘脾而發讝語，名曰縱者。種種不同，皆有淺深之異，論中已詳辨也。葉天士《溫熱論》曰：溫邪上受，首先犯肺逆傳心胞心胞者護心之膜神之宮室也故邪閉心胞則神昏讝語此與傷寒論中各証不同須用牛黄丸至寶丹開心閉以祛邪若誤用他藥反傷本元而心胞之邪更不能出必至脱血而死然此皆古書所論醫者自當知也如風寒等邪發表汗出病仍不退而又表之反加神昏讝語於是更用凉瀉誤而又誤以至於死此因初治不明或止用衛分之藥疎理汗泄而榮分之邪反陷或挾寒濕陰邪應用辛温表藥中雜以凉藥既重虛其胃而凉藥又遏其邪於血脉之中心主營血故亦神昏讝語但病狀不同

若胃府邪重心胞近心故其神昏皆全然不知人事蓋凉藥祕其血脈者維心稍遠故呼之即覺與之言亦知人事若任其自睡而心放即神昏讝語矣其脉必兼濇滯以脉為血之府邪閉血脉故濇滯也此須重用桂枝佐辣須芍藥之類以通血脉如熱甚略佐凉味無熱必須温通蓋血得凉則愈閉也又有暑濕邪甚者至下午晚間身熱更甚神昏讝語至早上午前則清此邪在三焦脾胃因濕重遏熱不得透濕為陰邪旺於下午陰分熱不得外泄則内擾而神昏早上陽旺氣升則神清矣其舌苔無論黄白必兼

滑也宜辛香苦温先開其濕使三焦氣通邪熱透發再用凉药清之自愈又有肝脾素虧陰血不足之人偶感外邪未得解散營衛氣秘肝風内動亦有神昏讝語而手足掣動或兼驚惕甚則神昏如死其脉虧數空大者难治此虧多邪少宜用輕清之药踈其經絡柔潤甘緩和其陰陽不可用重滯之品漸令表裡氣順再用滋補調之若卒投削伐重药即厥脱而死

趙晴初曰内經曰心者君主之官神明出也又曰心者生之本神之变也是故心不受邪受邪即死凡外感證之病涉心者皆在心胞絡與血

脉也蓋胞絡為心主宮城血脉為心主之支派邪入胞絡則神昏邪入血脉亦神昏但所入之邪有淺深所現之症有輕重如邪入心胞包絡雖心較近故心昏全然不知人事如入血脉血脉離心較遠故呼之能覺與之言亦知人事若任其自睡而心放即昏沉矣有邪在血脉因失治而漸踈包絡者此由淺而入深也有邪在包絡因治得其法而漸踈血脉者此由深而出淺也又有邪盛勢銳不從氣分轉入不由血脉漸入而直入心胞絡者陡然神昏其証最凶緩則不過一日速則不及一時當即告斃以其直入包

絡而内犯心犯心即死矣章楠傷寒本旨有神昏讝語辨謂得之經歷古人所未道及厥功甚大蓋邪閉血脉外感病每多是症醫者未識其故因而誤治最多其論治法邪閉血脉者必須温通重用桂枝則大執着矣温熱暑湿症現邪閉血脉設遇熱盛之症其可用桂枝乎即使佐以凉藥亦难用血虚者未始不見及於此祇以必須温通重用桂枝兩語横踞胸中是以上文云如風寒等邪而不提出温熱暑湿者亦以重用桂枝有所室礙未免自相矛盾而姑以風寒等邪混言之耳下一等字以包括温熱暑湿耳

不然上文仲景傷寒論中之神昏譫語已辨之矣此句何必再言風寒耶總之閉者通之此對待法也桂枝可以通血脉之閉桂枝究非熱症所宜但取能入血脉而具流利之品或佐以辛温和意防其閉遏血脉則得之矣倘醫者遵信虚谷執著必須温通重用桂枝之説以治熱病何異抱薪救火為明辨之不敢為先輩諱也

○易愈生證

易愈之病取於神則神清取於色則色澤取於聲則音長取於体則身輕取於皮則膚潤取於脉則和洪皆一派不死之証故曰生証也若有

如是之生証忽然口噤不語煩躁而甚六脉停伏宜謹察之非变凶也乃邪正交争生戰汗之候爲將愈之兆也凡傷寒過者多陽症易愈若忽然飲食多尋常消散無停知釀汗而作解也傷寒多不能食若忽然能食且脉浮知胃和邪還於表而作解也若不即解者陰陽未得其時也子時得之午時必解陽濟陰生而解也午時得之子時必解陰從陽化而解也

○難治死證

病有生死治有难易生病不药而愈死病雖药莫救何則以陰陽邪正有盛衰也正盛邪衰則

生陰盛陽衰則死傷寒陽證見浮大數動滑之陽脉則易愈而生見沉微濇弱弦之陰脉則难治而死故陰病見陽脉者生陽病見陰脉者死也大熱不止邪盛脉失神正虚邪甚故死也陰毒陽毒亢極不生化也色枯聲敗肉外兩脱也故均主死形若烟熏神昏直視搖頭者此陽邪獨留攻心而絶也環口黧黑腹滿下利不止柔汗陽黄者此為脾絶也脉但浮無胃汗出如油喘息不休者此為肺絶也脣胞反青四肢冷汗舌卷囊縮者此為肝絶也面黑齒長枯垢溲便遺失者此為腎絶也水漿不入生無所賴也脉

代散真氣衰散也呃逆無休元氣不藏也誤發
風温之汗因而成痙誤發濕温之汗名曰重暍
皆促人之命也誤發少陰汗動其經血從口鼻
目出名曰下厥上竭以上皆死之候也汗後狂
言不食仍發熱不為汗衰脉躁疾者名曰陰陽
交死之形也厥逆不回至七八日即通身冰冷
而躁無暫寧時名為藏厥爲陰邪盛極真陽飛
越也凡厥逆而甚者多無脉服四逆白通等湯
脉微續者真陽漸復也脉暴出者回光反焰也
凡厥逆多下利嘗不能食而反能食者名曰除
中中者胃也除者去也謂胃氣已去即反能食

亦無補於胃也故仲景曰除中者死凡諸病久不能食忽然大能食而即死者亦除中也下利脉反實者死爪甲青為陽衰死循衣摸床為神亂者死病人目直視者死形体不仁為榮衛不行者死乍静乍亂為命絶者死以上死症不可輕投藥也金鑑

邪從三陽經傳入即入太陰已多危候再入少陰生者少死者多矣至傳厥陰內風已感九竅熱極將閉無庸議治凡見面青目白面黃目青面白目紫筋急直視角弓反張舌焦耳聾皆厥陰將敗形色舌卷囊縮鴉口嘬嘴昏不知人作

醒作睡蹻足候直擗空直視躍躍欲起脈硬如絃此皆厥陰死症也凡少陰死症六脈沉細似寐非寐其舌色紫是也然紫而鮮潤者可治紫而枯晦如豬肝色者不治或紫色而間微白胎者方佳吳坤安

金匱要略曰六氣氣絕於外者手足寒五藏氣絕於內者下利不禁蓋傷寒發熱為邪氣獨甚若下利至甚厥不止此以邪未解而藏府之氣先絕故死

溫病下利腹中痛甚者死不治△厥逆汗出脈堅強急者生虛緩者死△熱病已得汗常大熱

不去者死△傷寒頭痛脉短濇者死△汗出如油口噤肉戰呻吟喘促者死△張口出氣乾嘔呃逆不止者死△手診脉時抽搐不定者死又有手診脉强硬翻動者死△氣急發喘者死下後脉大譫語者死凡此死症不可救拳 繩墨

○陶隱居名醫别錄合藥分劑法則

凡言剉如麻豆大者與吹咀同意夫吹咀古之制也古無鈇刀以口咬細令如麻豆爲粗藥煎使藥水清飲於腸中則易升散今人以刀剉如麻豆大此吹咀之易成也吹咀有含味之意如人以口齒咀嚙雖破而不塵古方多言吹咀此義

也。今方家云等分者，謂諸藥斤兩多少皆同爾，多是丸散用之。丸散云刀圭者，十分方寸匕之一，准如梧桐子大也。方寸匕者，作匕正方一寸，抄散取不落不遺為度。五匕者，即今五銖錢邊五字者抄之，不落為度。一撮者，四刀圭也。匕即是也。古秤惟有銖兩，而無分名。今則以十黍為一銖，每銖約今四分二厘七毫。六銖為一分，四分成一兩，十六兩為一斤。李杲云：六銖為一分，即今之二錢半。廿四銖為一兩。古云三兩，即今一兩；云二兩，即今之六錢半也。李時珍曰：古三兩，今一錢。○古之一升，即今之二合半也。十撮為勺，十勺為合，十合為升，十升為斗。王樸莊曰：凡云一兩者，以今之七分六厘準之。凡云一升者，以今之六勺七抄準之。古

十六兩今重一兩二錢一分八厘古一兩今重七分六厘强

以古方參之

麻黄湯麻黄三兩準今二錢三分分三服中病即止每服止七分六厘古峰六分三服是今三帖未識否呈候考

小柴胡湯柴胡八兩準今六錢分三服每服止二錢

承氣湯大黄四兩今三錢分再服中病即止每服止一錢半

白虎湯石羔一斤準今一兩二錢分三服每服止四錢

古一升今六勺七抄也

以古方參之

半夏秫米湯半夏五合（準今三勺三抄半）秫米一升（準今六勺七抄）

甘瀾水五升（準今三合三勺）煎取升半（今一合）分三次

每服飲一小杯（杯如杯飲約可手擲今此比尤小故曰杯也）

四逆散每服方寸匕（準今一錢）其泄利下重者

加薤白一升煎服（本葯少而一升之薤其少亦可知）

半錢匕者準今二分八厘錢五匕者準今一

分四厘也

以古方參之

五苓散四逆散等方每服方寸匕（準今一錢）

十棗湯强人服一錢匕（準今五分六厘）

文蛤散一錢匕（葯性較輕）

凡煮湯大略古药二十兩今一兩五錢用水一斗今七合煮取四升今二合八勺分二三次服之

前明張介賓質于鄭世子之樂書定為古方一兩今之六錢古方一升今之三合三勺者尤為大謬李時珍云古之一兩今之一錢古之一升今之二合半亦非也

以古方參之

肘後方治消渴以黄連三斤（準今三兩六錢）納猪肚中蒸服（依景岳說是廿八兩八錢猪肚中能容之否）

今人疑古方立法太峻而不詳其用意之謹

寤反謂古人稟氣能勝重劑則所見益顛倒矣得吾説而通之庶幾能師古之意用古之法乎然東垣方藥味多而分兩輕又宋時一切作煮散者每服皆以五錢爲例可知仍不貴多也

峰按王樸莊謂古方一兩者今之七分六厘一升者今之六杓七杪東醫寶鑑謂古方一兩者今之三錢二分五厘一升者今之二合五杓如仲景炙甘草湯藥料最多共四十六兩用酒七升水八升準於王説爲今之三兩四錢九分六厘今之七合有零則酒水太少

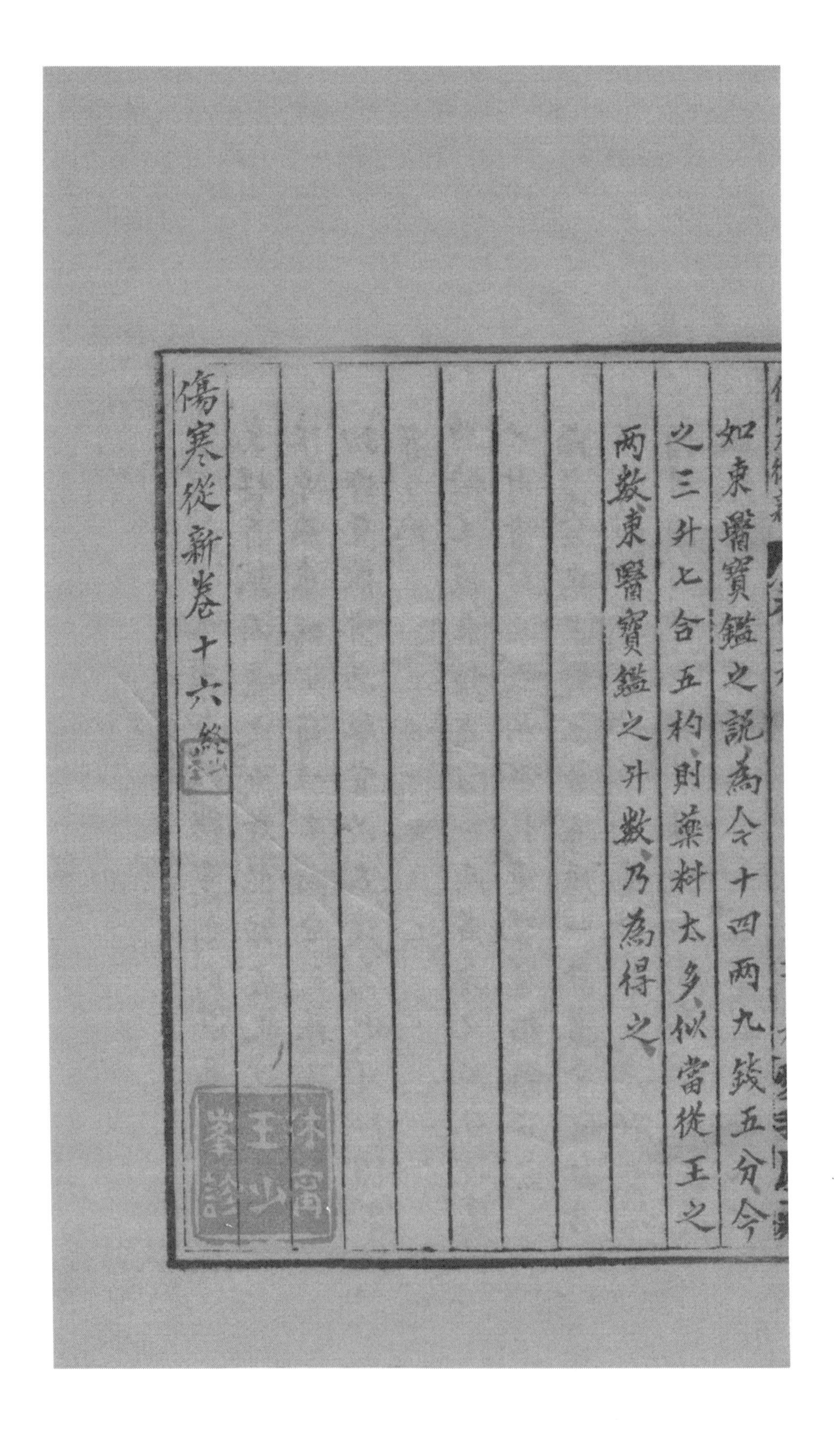

如東醫寶鑑之説爲今十四兩九錢五分今之三升七合五杓則藥料太多似當從王之兩數東醫寶鑑之升數乃爲得之

傷寒從新卷十六終